AF503212

ESSAI

SUR

LA RAGE;

Par Antoine DELONDRE,

Docteur en Médecine de la Faculté de Paris, Médecin de Bienfaisance du quatrième arrondissement de la même ville, ex-interne des hôpitaux et hospices civils, ex-élève de l'École pratique, etc.

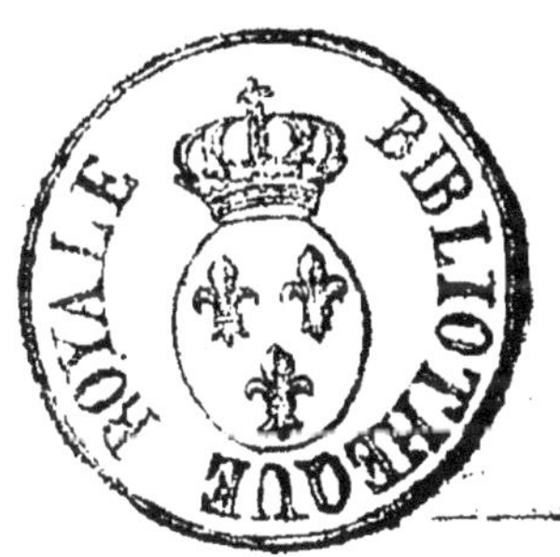

Quo nihil pejus terris fata
Donavére.

HORACE.

APARIS,

DE L'IMPRIMERIE DE DIDOT JEUNE.

1814.

A SON ALTESSE ROYALE

MONSEIGNEUR

LE DUC DE BERRY.

MONSEIGNEUR,

Le petit ouvrage que j'ai l'honneur de présenter à Votre Altesse Royale paraîtra peut-être, à bien des gens, trop peu important pour mériter d'être donné au public sous votre auguste nom ; mais l'amour des belles-lettres, qui est si naturel à tous les princes de la famille des Bourbons, et la profonde érudition qui ne vous laisse ignorer rien de ce qui peut avoir rapport aux sciences, me font espérer que Votre Altesse Royale ne le jugera pas tout-à-fait indigne de son attention.

Permettez donc, Monseigneur, qu'il paraisse sous vos auspices; et recevez-le comme un hommage du respect le plus profond avec lequel j'ai l'honneur d'être,

MONSEIGNEUR,

de Votre Altesse Royale,

Le très-humble et très-obéissant serviteur,

DELONDRE.

PRÉFACE.

Je dois prévenir le lecteur que j'ai composé ce mémoire dans le désir de satisfaire aux questions suivantes, proposées par la Société du cercle médical :

1.º En quoi consiste la maladie connue sous le nom de *rage* ?

2.º Quels sont les signes qui la caractérisent chez les animaux ?

3.º Quelles sont ses espèces ?

4.º Si elles sont toutes contagieuses pour l'homme ?

5.º Si elles constituent chez lui une maladie essentielle ?

6.º Si l'on doit attribuer les accidens qui suivent la morsure des animaux enragés à un virus particulier, à l'importance des parties mordues ou à la terreur ?

7.º Enfin quels sont les moyens de prévenir ces accidens ou de les guérir?

Mes recherches sur cette maladie étaient parvenues dès le premier février 1814 (époque fixée) à cette société distinguée par le mérite et les connaissances profondes de ses membres. Il ne survint qu'un second concurrent.

La Société voyant avec peine le petit nombre de ceux qui étaient entrés dans la lice, et ayant d'ailleurs eu l'avis que plusieurs médecins des départemens avaient entrepris le même travail, et n'avaient été obligés de renoncer à le continuer que contraints par les circonstances extraordinaires qui firent de notre territoire le théâtre de la guerre, résolut que le concours serait remis à l'année 1815. Mon petit opuscule me fut donc renvoyé.

Ainsi j'étais incertain si je devais attendre l'année 1815 pour reproduire mes recherches au concours, ou si je les ferais imprimer avant ce temps. L'amitié d'un de mes confrères qui voulut bien en prendre lecture, ou peut-être son imprudente indulgence, m'engagea à les faire paraître. Je joindrai à ces motifs le désir que j'avais d'offrir ce faible hommage de reconnaissance à d'excellens parens et amis, et à un grand nombre de personnes qui veulent bien m'honorer de leur confiance.

Je n'ai point eu la prétention de donner une nouvelle découverte pour la maladie que j'ai traitée, mon intention a été d'étudier à fond, pendant dix mois consécutifs, une grande partie de ce qui avait été dit à ce sujet par les auteurs anciens et modernes, et de le retracer sous un jour plus favorable, en m'efforçant de comparer les symptômes de la rage à ceux d'autres maladies connues et curables.

Je dois déclarer ici que j'ai mis très-souvent à contribution, dans cet essai, l'ouvrage du docteur Andry sur la rage, ouvrage dans lequel on trouve une source inépuisable de réflexions consolantes pour le traitement de cette affreuse maladie. J'y ai joint des observations précieuses recueillies à l'Hôtel-Dieu de Paris, et dont j'ai été témoin.

Il ne me restera rien à desirer si, dans mon travail, les médecins qui se destinent à concourir pour le prix de 1815 peuvent rencontrer çà et là quelques réflexions utiles ou quelque aperçu nouveau. Du moins auront-ils l'avantage de jouir, en quelques heures, de recherches longues et fastidieuses. C'est à leur intention que j'ai conservé dans mes réponses l'ordre établi par les questions.

ESSAI

SUR

LA RAGE.

Par quelle étrange fatalité l'esprit humain fait-il des pas si lents pour arriver à la connaissance de la vérité , surtout quand il s'agit d'un motif aussi puissant que celui de sa conservation ? Telle est la question que l'on se fait, quand , se livrant à l'étude de la médecine , on veut se rendre raison des progrès que chaque siècle a fait faire à une ou à toutes les branches de la science médicale.

D'un autre côté, si, suivant l'ordre chronologique, l'on parcourt plusieurs ouvrages pour connaître l'opinion de leurs auteurs sur telle ou telle maladie, n'est-on pas frappé de la diversité de leur manière de voir?

Aussi l'oracle de Cos nous a-t-il annoncé ,

qu'avant d'arriver en médecine à un jugement certain, il faut beaucoup de temps; et que, pour y arriver, nous sommes le plus souvent obligés de passer à travers mille erreurs : Ὁ βίος βραχὺς, ἥ δὲ τέχνη μακρη ..... ἥ δὲ πεῖρα σφαλερὴ.

C'est surtout à la maladie que l'on connaît sous le nom de *rage* que peuvent s'appliquer ces tristes réflexions!

Consultez les auteurs anciens, chacun a son spécifique particulier avec lequel il fait des prodiges; vient-on à le connaître, au moment où on le met en usage, l'illusion cesse, le prestige s'évanouit, le même moyen ne produit plus les mêmes effets.

Si l'on passe ensuite aux auteurs plus modernes, le plus grand nombre, croyant à la contagion, par suite de la morsure d'un animal enragé, donne comme moyen certain la cautérisation la plus prompte, à l'aide du fer incandescent; et l'autorité, sanctionnant ce moyen, le divulgue par la voie des papiers publics.

Cependant, malgré tout, des enragés se présentent encore dans les hospices; on imagine mille et mille moyens, l'on asphyxie les uns momentanément, les autres sont exposés

à l'injection dans les veines de liqueurs stu-
péfiantes ; la sagacité des médecins met en
jeu toutes les ressources qui sont entre leurs
mains. C'est en vain ! les malades expirent, et
le bruit vulgaire est qu'il n'est pas de remède
à la rage.

Mais voilà que parmi les modernes se dis-
tinguent un petit nombre de médecins qui, par
un mouvement philantropique, se trouvent
assez de courage pour attaquer directement
l'opinion reçue :

Ils s'écrient que la rage n'est pas une maladie *sui generis ;* qu'il n'est pas vrai que la
salive soit l'excipient d'un virus capable de
se communiquer par la morsure des animaux
prétendus enragés ! et veulent nous prouver
que la crainte de la maladie, dont le nom
seul nous inspire la terreur, nous trouble le
cerveau ; et que, bientôt après avoir été mordus, par suite de cette idée, qui nous poursuit continuellement (si nous sommes pusil-
lanimes), nous sommes atteints d'un délire
maniaque dans lequel nous retraçons à l'ob-
servateur tous les symptômes de la maladie
dont nous avons entendu parler, et que nous
avons si fortement redoutée ; et toujours, suivant leur première idée, ils blâment la cau-

térisation, moyen de précaution que les premiers indiquent, comme capable à lui seul, par la frayeur qu'il inspire, de déterminer les accidens que l'on s'efforçait de prévenir.

Espérons que le concours ouvert pour la cure de cette affreuse maladie donnera la solution du problème, en réfutant définitivement l'une ou l'autre opinion, ou en conciliant, dans la série des questions qui sont proposées, cette opposition apparente, qui, de part et d'autre, compte des gens savans, dont les ouvrages, victorieux des temps, iront jusqu'à la postérité.

RÉPONSE

A LA PREMIÈRE QUESTION.

Ordre chronologique des auteurs qui ont connu la rage.

Les premiers Grecs ont peu insisté sur cette maladie; Diogène de Laerce raconte, qu'Euripide fut envoyé en Egypte pour en être traité. Cælius Aurélianus, celui de tous les anciens qui a le mieux parlé de la rage,

(5)

prétend qu'elle était connue de Démocrite, qu'Hippocrate en avait dit quelque chose ; que Polybe, son neveu, en avait traité plus à fond, qu'elle avait été décrite par Homère et Ménandre.

Cælius vivait en Numidie ; il était un peu antérieur à Galien, on ne sait de combien : il donne à la rage le nom de *cynolyssa*, de deux mots grecs κύων *chien* et λυσσα *rage*, comme qui dirait *rage canine*. André, sectateur d'Erophile, et Celse lui-même, se servent de la même expression ; ils l'appellent aussi *hydrophobïa*, de ὑδώρ *eau*, et φόϐος, *crainte, horreur de l'eau*. Ils se servent encore du mot *pheugydrus*, qui signifie la même chose, et de *pantaphobus*, de πας et φόϐος, *qui a horreur de tout*. Il cite l'histoire de Thémison qui la gagna d'un de ses amis à qui il avait prodigué ses soins pendant sa maladie.

Le mot *hydrophobie* ne nous vient donc pas de Galien ; Rhuphus d'Ephèse et Possidonius, ainsi que plusieurs autres anciens Grecs et Latins l'ont employé. On le trouve dans Celse, qui vivait au commencement de notre ère. Scribonius, qui écrivait sous les empereurs Tibère et Claude, rapporte dans son traité *De Compositione medicamentorum,* un antidote contre l'hydrophobie , qu'il tenait de Cassius, ou d'Apuléius Celsus, dont il était disciple.

Pline cite des remèdes externes et internes tirés des anciens pour guérir cette maladie. Dioscoride cite un certain Eudémus , qui assurait avoir guéri un homme mordu , et déjà attaqué de l'hydrophobie ; mais Dioscoride avoue en même temps que ni lui ni beaucoup d'autres n'ont réussi lorsque l'hydrophobie était déclarée : il cite cependant l'histoire de Thémison , qui , après l'avoir gagné de son ami, en a été guéri, après beaucoup de tourmens.

On peut encore citer Diogène de Laerce , dans la vie de Platon. Soranus d'Ephèse, cité par Cælius, qui, comme le prouva Le Clerc (Histoire de la médecine, tom. 3, pag. 299), est plus ancien qu'Ætius , et même que Galien ; il vivait du temps de Pline , sous Vespasien.

Galien lui-même annonce clairement qu'il a pris de ses prédécesseurs le nom d'*hydrophobie ;* il assure avoir guéri la rage avec la thériaque et la cendre d'écrevisses.

Depuis Galien, les auteurs qui ont traité

de l'hydrophobie chez les Grecs, sont, Aetius, qui recommande expressément de tenir les plaies ouvertes, et si elles se referment, de les rouvrir aussitôt ; sur quoi les anciens et les modernes ont aussi fort appuyé. Après lui paraît Paul d'Egine ; enfin Actuarius, excellent écrivain du treizième siècle.

Chez les Latins, Cassius et Apuléius, au rapport de Scribonius, ont proposé des antidotes contre la rage ; Cornélius Celsus parle du traitement de la rage ; on trouve dans Priscius *ad Thimothœum*, un chapitre intitulé *de Hydrophobicis* : mais les remèdes qu'il indique sont de peu d'importance. Enfin Æmilius Macer, poëte médecin, qui vivait vers le neuvième siècle, en traitant de l'ail, le vante pour la rage :

> Allia dicta latinè,
> Sanat et apposito morsus cum melle caninos.

Depuis les ravages qui désolèrent l'Asie et la Grèce, et qui détruisirent les bibliothèques, nous trouvons peu d'auteurs dignes d'attention qui aient écrit sur cette maladie.

Mais, dans le quatorzième siècle, Constantinople ayant été pris, les gens qui s'étaient sauvés en Italie y portèrent leurs livres, et les sciences refleurirent dans le quinzième siècle avec une nouvelle vigueur. Dès-lors nous avons eu les écrits de Prosper Alpin, de Schræder, de Julien Paulmier, de Sennert, de Schenck, Mead, Boerhaave, Desault, Sauvages, Hertmann, etc.

Du mot hydrophobie employé comme synonyme de rage.

Avant d'entrer dans la description de la maladie qui est connue le plus généralement sous le nom de *rage*, il est bon de s'arrêter un instant sur le synonyme *hydrophobie*, que quelques auteurs ont voulu lui substituer, dans l'intention de désigner cette maladie par son symptôme le plus remarquable (ὕδόρ, *eau*, et φωϭος, *crainte, horreur de l'eau*).

Disons en passant que l'horreur de l'eau et l'envie de mordre, pris séparément, ne sont pas des symptômes pathognomoniques de la maladie ; puisque, dans les violentes esquinancies, l'on voit souvent les malades refuser toute espèce de liquides, et finir même par éprouver une espèce de fureur quand on les engage à boire ; or de tels accidens ne peuvent être attribués qu'au souvenir des

douleurs atroces que les malades ont éprou-
vées, après avoir tenté d'avaler quelques
gorgées de leur boisson. Tout le monde sait
le danger de suffocation qui menace alors
les malades chez lesquels l'inflammation de
la muqueuse du pharynx et de l'œsophage
est portée à un degré extrême, et l'impossibilité absolue de toute déglutition, surtout
des liquides. L'envie de mordre, quoique se
rapprochant d'un signe pathognomonique
dans la rage, n'est cependant pas propre
uniquement à cette maladie : qu'on considère
en effet cet instinct naturel qui nous porte à
rapprocher subitement et avec force les deux
mâchoires dans de violens mouvemens d'in-
dignation et de colère ; qu'on observe encore
le besoin impérieux de serrer fortement un
corps quelconque entre les dents, au milieu
des angoisses et des douleurs excessives qui
accompagnent les grandes opérations de chirurgie, et l'on sera convaincu que, cette
action des puissances musculaires qui élè-
vent la mâchoire inférieure, et la rappro-
chent de la supérieure avec énergie, n'est
purement que sympathique, et l'effet de la
douleur ; que le même phénomène doit souvent se reproduire dans les maladies graves,

comme j'ai été à même de m'en convaincre
dans plusieurs affections hystériques , et tout
récemment dans une fièvre putride maligne.

Les femmes sont souvent tourmentées
dans plusieurs positions de leur vie du désir
de mordre , mais surtout dans la grossesse.

Je citerai l'exemple d'une femme grosse ,
qui, voyant devant ses fenêtres un garçon
boucher les bras nus , conçut une telle envie
de le mordre , qu'elle en était devenue malade , et en avait perdu l'appétit ; le mari,
voyant sa femme dépérir , alla trouver le
jeune homme , celui-ci consentit à se laisser
mordre , et la femme reprit sa santé.

Ainsi ces deux symptômes séparés ne peuvent point faire caractériser la maladie ; il
faut qu'ils soient réunis tous deux avec les
autres symptômes accessoires qui la font reconnaître.

Des exemples viendront confirmer l'opinion que nous venons d'émettre.

Ces réflexions me conduisent donc à adopter , avec le plus grand nombre des auteurs
pour la maladie en question , le nom de *rage*,
comme peignant mieux la fureur et le désespoir de ceux qui en sont atteints.

On trouve dans les auteurs mille exemples

d’hydrophobie symptomatique tenant à d’autres maladies que la rage.

Hippocrate cite une espèce d’hémitritée dans laquelle les malades ont horreur de l’eau ; il les appelle $\beta\rho\alpha\chi\iota\pi o\lambda o\iota$, de ($\beta\rho\alpha\chi\upsilon\varsigma$ et $\pi o\lambda o\varsigma$), qui signifie *boire peu*.

M. Laurens, docteur en médecine des facultés de Montpellier et de Douai, donne l’histoire d’un paysan de dix-huit à vingt ans, devenu tout à coup hydrophobe après avoir fait six lieues à pied par une chaleur excessive. Van-Swieten, d’après Boerhaave, rapporte l’observation d’un avocat attaqué de fièvre continue avec hydrophobie, à la suite d’un grand chagrin, et de l’ardeur du soleil qu’il avait éprouvée dans un voyage de deux jours.

Observation de M. Bonafos, de Marseille, d’hydrophobie, comme symptôme dans une fièvre maligne.

Le 4 mars 1774, il visita la nommée Françoise Lajou, cuisinière chez un chanoine de la cathédrale. Il la trouva dans un état d’affaissement qui alternait avec des mouvemens convulsifs : vers le troisième jour de la maladie, cette fille se plaignait de mal de gorge et de difficulté d'avaler. Ayant examiné son gosier, il n'y trouva aucune trace d'inflammation. Les mouvemens convulsifs augmentèrent : saignée, et antispasmodiques; la répugnance pour la boisson arriva, quoiqu'elle désirât ardemment apaiser sa soif.

Le cinquième jour, l'horreur de l'eau augmenta, accompagnée de grincemens de dents et d'une agitation extrême, sans témoigner aucune envie de mordre. Elle assura positivement qu'elle n'avait jamais été mordue, et mourut le treizième jour, après une violente convulsion.

Hydrophobie, comme symptôme, à la suite de morsures d'hommes et d'animaux non enragés, mais seulement en colère.

Dans la réponse à la troisième question, je donnerai des exemples de personnes qui sont devenues enragées à la suite de morsures d'animaux et d'oiseaux en colère. Chez l'homme, on trouve quelques exemples de personnes qui, après avoir été mordues par des individus en colère, ont éprouvé le symptôme d'hydrophobie.

Dans les Transactions philosophiques, on

lit qu'un homme, sortant d'une maison de jeu, et au désespoir d'avoir tout perdu, se mordit au poignet, et mourut hydrophobe.

Division de la rage.

On divise la rage en trois espèces :

1.re Rage spontanée, quand elle survient d'elle-même, c'est-à-dire par un effet de la terreur et des passions de l'ame, et sans avoir été mordu ;

2.e Rage communiquée, c'est-à-dire inoculée par la morsure d'un animal enragé : on la subdivise, suivant ses périodes, en rage mue ou commençante, et en rage confirmée.

3.e Enfin, rage symptomatique, lorsque l'horreur de l'eau et les autres signes qui la font reconnaître ne sont que des symptômes appartenans à d'autres maladies.

Elle peut avoir lieu dans les inflammations de certains viscères, le foie, et l'estomac; elle peut survenir dans les fièvres nerveuses et les inflammations du cerveau et de ses méninges; ainsi on l'a vue survenir dans la frénésie : les violens exercices durant les grandes chaleurs peuvent encore déterminer la rage symptomatique.

Dans la réponse à la sixième question, je m'efforcerai de prouver que la rage peut survenir spontanément chez l'homme mordu ou non mordu, par l'effet seul de la terreur.

Description de la maladie.

Que la rage soit spontanée ou communiquée, les signes auxquels on peut la reconnaître sont les mêmes, et les symptômes qui la caractérisent n'offrent point une marche différente.

Ire PÉRIODE. Dans ces deux cas, les signes précurseurs sont : un état d'inquiétude, de la tristesse et de la pusillanimité, la recherche de la solitude, un sommeil agité, des réveils en sursaut; le malade cependant boit et mange comme à l'ordinaire, mais sans appétit; s'il sort de ses sombres réflexions, ce moment est de peu de durée, il retombe tout à coup dans une profonde mélancolie; sa figure s'anime par momens, dans d'autres, ses traits laissent apercevoir le découragement. Bientôt le sommeil fuit de sa paupière; et si parfois il arrive à la somnolence, des rêves affreux le réveillent, et il pousse des cris étouffés; puis, s'imaginant que mille fantômes le poursuivent et en veulent à son existence, il se jette à bas du lit.

II.e PÉRIODE. L'accroissement de ces symptômes, et leur réunion à d'autres plus dangereux, vient ouvrir une autre scène de douleurs ; l'affection est déclarée : alors sentiment d'horreur et de constriction à la gorge, déglutition difficile des liquides ; agitation continuelle, chaleur brûlante à l'épigastre ; vomissemens de matières alimentaires, et d'une bile verdâtre ; visage animé, voix forte ; regard étonné et farouche, respiration gênée ; pouls dur, tendu et inégal ; quelquefois soif très-vive, mais resserrement douloureux de la gorge ; frémissement général, et contraction spasmodique des muscles de la face à la vue des liquides.

III.e PÉRIODE. La fièvre et le délire redoublent.

Anxiétés extrêmes, crachotement fréquent d'une salive écumeuse, grincement des dents, envie de mordre et priapisme.

Les accidens cessent un moment ; tout à coup l'aspect des liquides ou d'un corps brillant, la plus légère impression de l'air, suffisent pour les renouveler ; à leur approche,

le malade prie ceux qui l'entourent de s'éloigner.

Mais après plusieurs de ces accès très-rap-
prochés, surviennent : débilité du pouls ,
pâleur de la face, refroidissement des extrémités, et la *mort*, au milieu des convulsions
ou d'une lipothymie.

Variétés.

A l'horreur de l'eau on a vu quelquefois
se joindre l'horreur de l'air (αεροφοϐος), le
plus léger ébranlement imprimé à ce fluide,
un son, un cri, un bruit faible ou fort, l'ouverture d'une porte, d'une fenêtre, l'approche d'un homme, le mouvement de ses
pas, font trémousser le malade et le jettent
dans les convulsions. La lumière l'offense,
et lorsqu'elle arrive à ses yeux, l'impression
qu'il en reçoit est si vive, que tous les objets lui paraissent étincelans, même dans les
ténèbres.

Des émotions si étranges tiennent à une
prodigieuse exaltation dans la sensibilité des
organes de l'ouïe, de la vue, du toucher,
et par suite dans la totalité du système sen-
sitif ; ou plutôt l'exaltation de la pulpe ou
masse cérébrale se transmet aux nerfs qui y

prennent naissance , et communique aux
différens sens une sensibilité exquise et sur-
naturelle.

En considérant cette maladie, on voit
qu'elle consiste en une suite de spasmes que
les circonstances les plus triviales font naître
facilement. Les tentatives d'avaler les liquides, la vue et même l'idée de l'eau, et jusqu'à un certain point de tous les fluides
(πανταφοϐος), la vue des surfaces polies, exci-
tent des paroxysmes qui reviennent à des
intervalles très-courts, jusqu'à ce que le malade soit épuisé.

Dans l'ouvrage du professeur *Cabanis* intitulé : Rapports du physique et du moral de
l'homme, il dit au sujet de la rage : « L'homme
prend souvent l'instinct, les habitudes et les
appétits de l'animal qui lui a communiqué
la maladie.

OBSERVATIONS ET RÉFLEXIONS.

Il faut cependant remarquer que les malades atteints de la rage n'éprouvent pas tous
indistinctement tous ces différens symptômes :
que quelques-uns sont morts sans avoir eu la
difficulté d'avaler, ou l'horreur de l'eau ; que
la rage accompagnée de délire chez les uns,

n'en a pas produit chez les autres ; que ce délire est , tantôt mélancolique , tantôt furieux ; qu'il y a des malades qui sont sur-le-champ abattus par le mal , d'autres en qui les forces ont vraiment tenu du prodige.

La rage peut affecter une sorte de périodicité dans ses retours.

Schmid assure qu'une fille qui avait été guérie de cette maladie éprouvait tous les ans, vers le temps de la morsure , un léger égarement d'esprit, et de l'aversion pour les liquides.

On trouve dans les ouvrages de Guillaume-Fabrice une belle observation de Roscius , médecin de Lausane, qui peut être un témoignage en faveur de la périodicité : les accès sont revenus de sept en sept ans. J'ai cru devoir la transcrire dans la langue de l'auteur :

« Matrona quædam, honestaque mulier,
« doctoris celeberrimi filia, hæc mihi pro-
« ximè affinis, cùm quodam die per urbem
« negotia ageret, cane rabido ex improviso
« impetitur, et sinistro brachio mordetur.

« Vicini , tristissimo casu vehementer per-
« culsi, illicò canem interficiunt. Dein ,

(19)

« præstò advocati , adfuerunt seduli doctores
« qui remedia præscripserunt parti adflictæ
« apponenda. Per os item alexipharmaca pro-
« pinari curârunt ; brachium supra vulnus
« ligaturâ validâ excerptum fuit ; topica at-
« trahentia , foràsque venenum evocantia
« adhibita ; denique ferrum et ignem loco
« læso adhibuit chirurgus. Tandem , paucis
« elapsis diebus , Deo volente , salva et inco-
« lumis evasit, nulloque in corpore , ut ap-
« parebat , restante veneno.

« Verùm quid evenerit audi, quæso :

« Septimo abhinc anno recurrunt sym-
« ptomata sæviora multò : persentit in bra-
« chium dolorem acerbissimum velutì à ca-
« ninis dentibus dilaniari ; indè , pauco in-
« terjecto tempore , furor et mentis alienatio
« subsequuntur , sitis inexplebilis , febris
« tandem , et maxima virium prostratio ;
« nunquam tamen à potu abhorruit. Morti
« proxima judicata est ; sed in tot tantisque
« malis ita diligentissimè et manus auxiliares
« adhibitæ fuêre , tam à præstantissimis me-
« dicis, quàm à domesticis , ut intra pau-
« cos dies perfectissimè sanata visa est ; læva
« etenim illa accidentia paulatìm mitescendo
« absolutè cessârunt.

« Post annos septem ab hâc invasione, **et**
« decimo quarto à canis morsu , tormina le-
« thalia sensit per sinistrum brachium, do-
« lor intensus adfuit , vellicationem et dolo-
« rem ingentem in loco priùs morso habuit.
« Curatur iterùm , et me præsente sanitati
« restituitur. Sic mansit per annos sex : de-
« nuò recurrit affectus ; sed breviores fue-
« runt paroxysmi. Vereor ne vitam anxiam
« cum morte sæpiùs optatâ commutet. Hujus
« rei testis sum , hæc egomet vidi. »

RÉPONSE

A LA SECONDE QUESTION.

Sur le caractère du chien.

Le chien dans l'état de nature est méchant ;
son arme offensive et défensive est la dent ;
il est entraîné, par son instinct naturel , à se
jeter sur les personnes qu'il ne connaît pas
et qu'il rencontre , afin de les mordre.

L'éducation, qui le rend animal domesti-
que, a corrigé cet instinct féroce chez presque
tous , et en a fait des animaux doux , sans

cependant avoir anéanti entièrement en eux ce penchant inhérent à leur espèce , qui est d'être très-disposés à mordre.

Le meilleur chien de garde et le plus doux par l'éducation n'est pas enseigné à se jeter sur ceux qu'il ne connaît pas., et l'on s'en fie cependant à cet instinct naturel pour garder. Lorsque la rage se développe chez lui, le premier trouble que cause en lui la maladie détruit subitement le résultat de l'éducation ; alors , revenant à sa première nature , et méconnaissant tout ce qu'il a connu et affectionné, il suit son impulsion naturelle, se jette sur tous ceux qu'il rencontre , et les mord.

Naturam expellas frustrà, tamen usque recurret.

Observation physiologique sur le chien , le loup et le renard.

Le chien , le loup et le renard ne suent point : ne pourrait-on pas en inférer que , chez ces animaux, la matière de la transpiration étant retenue , deviendra plus susceptible , lorsqu'une influence fortuite se présentera , de contracter facilement et spontanément le caractère propre à la dépravation de la rage? Chez eux , elle doit la contracter plutôt, tant à cause de sa masse plus grande , qui n'a point, comme dans l'espèce humaine , une exhalation continue , que par rapport à son séjour plus long-temps prolongé , si surtout une circonstance quelconque affecte ou dérange même instantanément les organes qui chez eux suppléent à cette excrétion.

La race canine ne sue point; la dépravation particulière qui constitue la rage s'opère spontanément chez eux. Les autres animaux qui transpirent la contractent seulement par insertion , et très-rarement spontanément. Il semblerait donc que le défaut seul de cette transpiration les rendrait plus aptes à contracter la rage d'eux-mêmes, et spontanément.

L'abondance de la salive semble chez le chien remplacer le défaut de transpiration. Tout le monde connaît ses qualités dissolvantes , puisqu'elle aide à la digestion des os les plus durs ; on peut donc augurer combien, dans la race canine, l'excrétion de l'humeur qui s'échappe de l'intérieur de la bouche doit produire d'accidens violens , lorsque les effets de sa dépravation dans la rage sont encore exaltés par ce caractère d'activité extraordinaire.

Signes de la rage chez le chien.

On doit craindre qu'un chien ne devienne enragé lorsqu'il perd sa gaîté ordinaire , qu'il est moins caressant que de coutume , triste , qu'il cherche la solitude, qu'il paraît indifférent pour le manger , ne fait que le flairer sans y toucher, qu'il reste long-temps sans boire , qu'il obéit à la vérité à la voix de son maître, le reconnaît, remue la queue en signe d'attachement , souffre qu'il lui manie les oreilles et la queue , mais tout cela de mauvaise grace , de même qu'il se met encore à chasser ou à suivre les bêtes , mais avec une répugnance et un dégoût marqués , qu'il mord autour de lui, etc. ; à ces signes précurseurs se joignent les suivans , qui annoncent que chez ces animaux la rage est confirmée :

Démarche incertaine , regard menaçant , il ne reconnaît plus personne, il paraît inquiet, remue les mâchoires comme s'il mâchait ; dans ces circonstances, sa gueule se remplit d'écume , sa langue est pendante ; il méconnaît sa demeure et la fuit ; il court de tous les côtés , toujours de travers et jamais droit ; il tombe tout à coup par terre, se relève ensuite, et mord tout ce qu'il rencontre. Ses morsures sont alors très-funestes : cet état ne dure pas long-temps, et l'animal périt bientôt dans les convulsions.

Cette maladie attaque non-seulement les chiens, mais encore les loups, les chats et les renards. La constitution très-chaude ou très-froide de l'air, et le défaut des boissons, paraissent le plus contribuer à la produire.

Quant à l'horreur de l'eau, ce signe est quelquefois incertain, et ne se rencontre pas toujours ; il ne faudrait pas croire pour cela que le chien ne serait pas atteint de la maladie.

Il convient, d'après l'exemple suivant (extrait du Journal de médecine, tom. 25), de rester alors dans un doute prudent ; car, comme le fait remarquer M. Rogery, l'absence de quelques symptômes est peu rassurante dans ces sortes de cas.

Vers le milieu de nivose an 10, un paysan des environs de Laissac, trouva le soir un chien étranger à la porte de sa maison, et lui donna asile. Le lendemain, le chien mordit, sans provocation, un enfant de cinq ans, et s'enfuit après cet acte d'ingratitude.

Il avait bu et mangé la veille, en s'enfuyant il portait la queue et la tête dans leur position naturelle ; on le trouva mort dans un bois, le lendemain, la bouche pleine d'écume.

Les parens alarmés consultèrent un de mes confrères, qui, trompé par le repas que ce chien avait fait, et par la manière dont il portait la queue et la tête, prononça qu'il n'était pas atteint de la rage.

Cet événement était presque oublié dans la famille, lorsque, trente-six jours après la morsure, l'enfant, qui jusque-là n'avait donné lieu à aucune crainte, se plaignit de douleurs dans la partie blessée, délira le soir même, refusa avec horreur les boissons et les alimens, éprouva de fréquens accès convulsifs, et mordit plusieurs fois avec fureur tout ce qui était à sa portée.

Il mourut convulsé le quarantième jour.

Signes de la rage chez le cheval.

Après les signes précurseurs de faiblesse et d'abattement général, de dégoût pour la nourriture et toute espèce de travail : ses yeux deviennent injectés de sang, il hennit très-souvent, ses oreilles se redressent avec force, ses veines sont plus saillantes que de coutume, son corps est couvert de sueurs ; et si à ces signes se joignent une sorte de fureur, la crainte de l'eau, l'envie de se mordre lui et les autres animaux, pas de doute qu'il ne soit dans la rage confirmée.

Alors, suivant le conseil des fameux hippiatres, Absyrtus et Hiéroclès, il convient de l'attacher avec des cordes, et de lui faire d'amples saignées au col et aux jambes, puis de le retirer dans un endroit très-obscur, et où règne un profond silence ; et de lui faire soutenir une diète sévère pendant vingt-quatre heures. Ils conseillent, si c'est un cheval, de lui faire la castration. A l'intérieur, ils administrent un vin dans lequel ils font macérer la sauge, la menthe, la rhue et la ciguë.

Les symptômes de rage du loup et du renard sont les mêmes que chez le chien; je m'abstiens d'en donner la description, pour éviter des répétitions fastidieuses.

RÉPONSE

A LA TROISIÈME QUESTION.

On a appliqué à la rage des animaux à peu près la même division qu'à celle de l'homme, et on n'en a fait que deux espèces : la rage spontanée, telle qu'elle arriva au premier animal qui en fut attaqué, et qu'elle se produit dans certains animaux; en second lieu, la rage communiquée, celle qui est inoculée d'animal à animal par la simple morsure de l'un d'eux, enragé. Les animaux qui sont les plus sujets à la rage spontanée sont : les loups, les renards, les chiens et les chats. Ces quatre espèces enragent par eux-mêmes.

Cependant Théobald Festich assure, d'après Guillaume Rascalou son beau-père, que près de Francfort, un porc devint de lui-même enragé, tellement qu'il sautait contre ceux qu'il rencontrait, les voulant mordre, sans toutefois qu'on sût qu'il ait blessé personne.

On conseilla de tuer le porc et de l'enterrer au bois prochain, ce qui fut fait, mais non assez profondément; car il ne fut couvert que de peu de terre.

Les renards ayant senti en hiver la charogne, la découvrirent, et l'ayant mangée, mordirent les autres renards, qui devinrent enragés, et se jetèrent sur le bétail et les hommes qu'ils rencontrèrent; plusieurs moururent misérablement. Ce qui fit donner ordre par les magistrats d'aller à la chasse des renards et de les exterminer.

Tous les autres animaux , tels que les cha-meaux , les chevaux , les bœufs , les vaches , les ours , les ânes , les singes , les fouines , les martres , etc. , ne deviennent enragés qu'a-près avoir été mordus par un animal attaqué de la rage.

Quant aux oiseaux , tels le coq , je sais que Cælius Aurelianus dit qu'une personne ayant été blessée par un coq qui combattait , devint enragée.

M. Lecat a fait insérer dans le tome 2 du Journal de médecine , page 82 , une obser-vation sur la morsure d'un canard en colère , qui devint venimeuse et mortelle ; mais il paraît que le canard et le coq n'étaient pas enragés , qu'ils ne le devinrent pas , et qu'il ne leur arriva aucun accident après leur co-lère passée.

Si la personne dont parle Cælius mourut enragé , et si Mathieu Grou périt vingt-huit jours après avoir été pincé à la lèvre par le canard qu'il avait irrité , cela prouve seule-ment que les morsures d'animaux en colère sont très-souvent venimeuses.

Rhazès a donné quelques moyens pour reconnaître si l'animal qui a mordu est en-ragé...

Quelques personnes appliquent sur la plaie des feuilles de rhue pilée, et les y laissent pendant une demi-heure ; si la plaie ne change pas de couleur, elles la regardent comme une simple blessure, où il n'y a aucune malignité ; mais si elle est devenue violette, elles la traitent comme une morsure maligne faite par une bête enragée.

Mais on doit regarder de telles épreuves comme infidèles, et ne pas y attacher une grande importance.

J'ai annoncé dans le premier article que la morsure de l'homme en colère pouvait déterminer la rage; le chien peut aussi, sans en être atteint, dans certaines circonstances, par sa morsure, donner naissance chez l'homme aux accidens de la rage. L'observation suivante m'a paru assez curieuse pour me décider à en faire mention.

On cite dans le Journal politique de Linguet, novembre 1775, l'anecdote suivante : Un artisan de Venise, trouvant un chien accouplé sur son passage, employa la force pour le séparer. Le chien le mordit avec fureur : l'homme se sentit trois jours après atteint d'une rage peu ordinaire, et analogue aux fonctions qu'il avait troublées :

comme elle était étrange dans ses principes,
elle l'a été aussi dans ses symptômes : dès le
cinquième jour la gangrène s'est déclarée
au pénis, et quelques jours après le malade
en est mort.

RÉPONSE

A LA QUATRIÈME QUESTION.

LES deux espèces de rage que nous avons
décrites chez les animaux du genre chien
sont contagieuses chez l'homme. L'on verra
dans la suite plusieurs observations qui le
prouvent ; mille autres chez les auteurs
peuvent encore l'affirmer.

Seulement il faut observer que la rage
communiquée chez le cheval, l'âne, le bœuf
et la vache, et quelques autres animaux dans
la classe des animaux herbivores, ne semble
pas susceptible d'être inoculée à l'homme.
Du moins il convient d'attendre pour conclure sur cet objet; car dans mes recherches,
je n'ai trouvé aucun cas semblable.

Ne serait-ce pas à la conformation différente qu'on remarque entre les dents des her-

bivores et celles des carnivores qu'on pourrait attribuer cette heureux privilége ?

Je citerai à l'appui de cette assertion ce que pense M. Huzard.

Dans des observations communiquées à l'Institut, il dit que « les animaux herbi- « vores ne lui paraissent pas transmettre la « rage par leurs morsures comme les car- « nivores ; en effet, ajoute-t-il, on ne trouve « aucune observation qui prouve le contrai- « re. » On n'a pu de même donner cette maladie en inoculant la salive des premiers.

On a pareillement inoculé, sans succès, des animaux avec la salive de personnes mortes de la rage. Mais l'inoculation de la salive du chien enragé donne presque toujours cette maladie aux autres animaux.

Le docteur Zinke a fait à Iéna les observations suivantes :

1.° Il a imbibé un pinceau de poils de chameau avec la salive d'un chien qui venait de mourir de la rage, après avoir mordu d'autres animaux qui en périrent, et il en a inoculé le même jour aux jambes de devant d'un autre chien ; il couvrit et lia les incisions pour empêcher l'animal de les lécher. Le huitième jour, le chien refusa de manger, devint triste; et le dixième, il devint enragé.

2.º On inocula un coq avec la même salive; deux heures après, on frotta les plaies avec une petite brosse à dents pour exciter l'absorption. Le quatorzième jour, le coq fut pris d'hydrophobie.

3.º Un second chien fut inoculé en trois endroits, avec le mélange de la salive dont le pinceau était chargé, et une forte dissolution d'arsenic blanc dans de l'eau; deux heures après, on enleva les bandages, et on humecta les plaies avec la solution arsenicale. Le troisième jour, le bord des plaies était enflammé, et couvert d'une croûte sous laquelle il y avait un peu de matière. Il n'y eut aucun symptôme d'hydrophobie.

Cette troisième observation semble venir à l'appui des moyens prophylactiques que conseillent les meilleurs auteurs, savoir : de cautériser la plaie le plus tôt possible après la morsure d'un animal enragé, puisque, dans ce cas, le caustique seul a empêché l'inoculation d'avoir lieu.

Sous ce rapport, ces trois expériences sont extrêmement précieuses.

Un objet qu'il importe d'éclaircir ici, c'est le danger que quelques auteurs ont annoncé que couraient ceux qui se nourrissaient des produits des animaux, atteints de la rage. Cette discussion me paraît être de la plus haute importance.

Il y a lieu de croire que le virus de la rage a peu d'analogie avec les différentes humeurs des animaux, excepté la salive.

Quelques observations prouvent que le beurre qu'on tirerait du lait d'une vache enragée n'est pas nuisible, et que ni l'un ni l'autre ne peuvent transmettre la rage.

Des paysans ont vécu, pendant plus d'un mois, du lait et du beurre d'une vache enragée, sans en être incommodés. (Journal de Médecine, tome 1.) Une chèvre a allaité un enfant jusqu'au jour où l'on reconnut qu'elle était enragée, et cet enfant n'a éprouvé aucun accident. (Essai antihydr. de Baudot.) Une vache est atteinte de la rage à la suite d'une blessure faite par un chien enragé. On n'y fit point attention, et ayant eu besoin de lait pour un enfant de quinze mois, on attacha cette vache pour la traire avec plus de facilité; on tira de son lait, et on en donna tout chaud à l'enfant : les symptômes de la rage augmentèrent chez la vache; le père et la mère, étant dans la plus grande inquiétude, s'adressèrent à M. Baudot pour qu'il indiquât le moyen de le préserver de la rage. Ce savant médecin les rassura, en leur disant qu'il n'arriverait aucun accident à l'enfant, qui effectivement a continué de se bien porter.

On trouve cependant des faits tout-à-fait contradictoires à ceux que nous avons rapportés. Nous avons cité des personnes qui étaient devenues enragées à la suite de morsures de renards qui avaient mangé la viande gâtée d'un porc mort enragé qu'on avait enfoui, et que ces animaux affamés avaient découvert au bout de plusieurs semaines

Dans le duché de Virtemberg, un aubergiste servit la chair d'un porc enragé; ceux qui en mangèrent ne tardèrent pas à être pris de la rage.

Boerhaave et Van-Swiéten regardent la chair des animaux morts de la rage comme capable de communiquer cette maladie; mais toutes ces observations ne sont pas avérées.

Hoffmann rapporte qu'un paysan mordu par un chien enragé négligea sa plaie, coïta avec sa femme, et que tous deux devinrent hydrophobes. Ici il ne faut pas admettre que l'haleine seule a pu transmettre la rage; les

baisers sur les lèvres ont pu occasionner l'i-
noculation du virus , comme elle serait sur-
venue dans toute autre partie mordue. La dé-
licatesse de l'épiderme des lèvres suffit pour
donner la solution de ce problème : on ne
manque pas d'exemples d'inoculation de la
vérole à des personnes qui ont reçu sur les
lèvres les baisers de femmes publiques atteintes de chancres aux lèvres ou aux parties
intérieures de la bouche. La respiration de
l'enragé, non plus que sa bave sur les mains
des personnes qui l'approchent ne peuvent
communiquer la rage; il aurait été facile de
faire de semblables observations chez les chi-
rurgiens et les infirmiers qui ont soigné les
malades dans les hôpitaux. Or on n'a jamais
entendu parler de faits qui s'y rapportent.

RÉPONSE

A LA CINQUIÈME QUESTION.

Si l'on s'en rapportait à un examen superfi-
ciel de cette maladie avec d'autres qui revêtent à peu près la même physionomie, l'on
serait tenté d'admettre l'opinion suivante,
que la rage n'est pas une maladie *sui gene-*

ris, mais bien une affection nerveuse qui retrace absolument les mêmes symptômes que l'on remarque dans les fièvres ataxiques : l'on voit des affections maniaques développer des symptômes identiques à ceux de la rage; l'on voit encore des fièvres intermittentes qui ont pour symptôme l'hydrophobie.

Mais ces mêmes maladies ne réunissent pas, comme on peut s'en assurer par les observations suivantes, tous les symptômes de la rage; elles ont bien quelque rapport avec elle, mais n'offrent pas une ressemblance parfaite. Il suffit de lire comparativement la description que nous avons donnée de cette maladie avec celle de la manie, des fièvres nerveuses et du tétanos, que l'on trouve dans les auteurs, pour se convaincre de ce que je viens d'avancer.

La connaissance des fièvres intermittentes ou rémittentes pernicieuses est une des choses que la médecine moderne a le plus perfectionnée. Cet ordre de maladies, considéré sous le rapport du prognostic et du traitement, fournit les meilleures preuves qu'on puisse alléguer pour établir la certitude et les ressources de l'art.

On y trouve une réponse victorieuse con-

tre les détracteurs d'une science qui mérite
à tant de titres le rang honorable qu'elle oc-
cupe parmi les inventions utiles.

Le délire, symptôme si formidable dans les
fièvres pernicieuses, est une affection qui se
produit avec des caractères très-différens, et
il y a sans doute une infinité de formes qu'il
peut revêtir.

L'envie de mordre et l'horreur des liquides sont aussi des modifications sous lesquelles il est capable de se présenter.

Les exemples d'un délire pareil ne sont
pas très-rares.

Boerhaave dit avoir connu un homme
chargé de suivre les criminels au supplice,
qui fut tout à coup saisi d'une fièvre ardente
pendant laquelle il repoussait avec horreur
toute espèce de boissons, et qui mourut le
troisième jour.

Salius Diversus a consigné l'observation
d'une hydrophobie qui se développa spontanément chez une femme de trente-six ans, à
la suite d'une fièvre pestilentielle dont le
symptôme hydrophobique fut prononcé au
point que cette femme ne pouvait souffrir
qu'on bût en sa présence.

J'ai déjà cité qu'Hippocrate avait remarqué une espèce de fièvre hémitritée qui avait l'hydrophobie pour symptôme concomitant; et cette remarque a été faite de nouveau par Kéeler, Sanchès, Hoffmann, Sauvages, Selle et plusieurs autres, qui ont observé des signes manifestes d'hydrophobie dans les fièvres malignes.

J'ai été à même d'observer, chez un malade que je soignais, l'envie de mordre sur le déclin d'une fièvre putride très-grave; Vogel parle de l'hydrophobie en traitant des fièvres, et il reconnaît qu'elle peut éclater spontanément dans le cours d'une fièvre grave inflammatoire : *In acutá et inflammatoriâ febre sponte oritur.*

Selle regarde de même l'hydrophobie spontanée comme susceptible de devenir symptôme de plusieurs fièvres, surtout des nerveuses : *Datur autem hydrophobia spontanea, quæ aliis febribus symptomaticè accedit, inter quas ea tantùm hîc pertinet quæ in febribus nervosis acutis deprehenditur.*

Nul doute que l'hydrophobie ne puisse de même s'associer à des fièvres intermittentes pour les rendres pernicieuses.

Observation du professeur Dumas.

Un homme de quarante-cinq ans, d'un tempérament sec, irritable, nerveux, d'un caractère violent, livré depuis long-temps à des erreurs de régime singulières, fut obligé de passer plusieurs nuits sous la tente, exposé au feu du canon et à l'explosion des bombes. S'étant couché sur un terrain humide, il s'endormit, et fut bientôt réveillé par un sentiment général de malaise et de froid. Le lendemain, vertige, inquiétude dans les membres : c'était le 26 août 1793.

Le 27, frisson au soir, obscurcissement de la vue, tintement d'oreilles, découragement involontaire.

Le 28, frisson suivi d'une grande chaleur, déglutition difficile, léger délire. Tisane émulsionnée nitrée ; on le conduit à l'hôpital.

Le 29, somnolence, gêne dans les muscles du cou, déglutition difficile, abattement. Même traitement.

Le 30, accès d'intermittente tierce, chaleur ardente, délire furieux, mouvemens convulsifs des muscles du cou et de la face, difficulté croissante d'avaler les boissons. On ajouta du camphre dans l'émulsion ; application de sangsues aux malléoles.

Le 1.er septembre, calme parfait, cependant difficulté d'avaler les liquides. Bains de pieds, nouvelle application de sangsues, potion antispasmodique.

Le 2, les symptômes hydrophobiques se montrèrent avec une évidence telle, qu'on ne pouvait plus méconnaître le caractère évident de la fièvre : délire, accès de fureur, agitation brusque des mâchoires, menaces pour les assistans, bouche écumante, horreur insurmontable des liquides. Sangsues aux malléoles, sinapismes au gras des jambes ; pilules avec le camphre, le nitre, la valériane et l'opium.

Le 3, rémission parfaite, pas de fièvre ; cependant prostration des forces, irrégularité des idées, moins d'aversion pour les boissons ; le type tierce devient évident. Demi-once de quinquina en substance, une drachme de six en six heures jusqu'au paroxysme.

Le 4, accès intense, délire furieux, mouvemens convulsifs, horreur des liquides, envie de mordre, durée du paroxysme plus courte, sommeil profond à la fin de l'accès.

Le 5 , intermission , faiblesse , malaise , confusion d'idées : prescription du quinquina.

Tout se passa de même jusqu'au 9, l'accès fut moins intense, l'envie de mordre moins prononcée ; amélioration générale de l'état du malade.

Le 10, envie de dormir, ni fièvre, ni délire ; convalescence.

De l'analogie de la rage avec le tétanos traumatique.

On dirait, relativement à la rapidité de leur marche, qu'il y a une sorte d'analogie entre la rage et le tétanos : les mêmes symptômes s'offrent dans l'une et l'autre maladie , et un danger égal se présente pour les individus qui en sont attaqués. Le plus souvent le tétanos survient à la suite de piqûres, de déchirures ou de plaies aux membres. D'un autre côté, dans certains cas, la déchirure faite par la dent des animaux enragés ne peut-elle pas être la cause des violentes convulsions que l'on remarque alors, par la douleur vive qui est la suite d'une plaie mâchée, dans laquelle les rameaux nerveux ont été distendus et déchirés, sans être obligé , pour en donner raison, d'admettre l'influence d'un virus contagieux?

La seule différence que l'on pourrait trouver, est la prompte apparition des symptômes nerveux après la solution de continuité dans le tétanos et le trismus; tandis que, dans la rage, le virus, que l'on suppose avec raison inoculé, subit, à la manière des autres virus, une incubation plus ou moins longue, suivant l'action plus ou moins énergique des vaisseaux absorbans. Sous ce rapport, on ne pourrait trouver qu'une sorte de complication de la maladie avec celle que nous chercherions à comparer; et, dans tous les cas, cette erreur ne serait pas grave, les moyens à employer étant à peu près les mêmes, savoir : la saignée, les bains, le camphre et l'opium.

Nous avons fait voir que l'hydrophobie était souvent un symptôme de certaines fièvres; nous avons fait remarquer l'analogie que cette maladie avait, sous le rapport des symptômes, avec le tétanos; elle a encore un rapport remarquable avec l'épilepsie. Les accès de cette maladie s'annoncent fréquemment par la douleur de quelques parties; très-souvent aussi la rage est annoncée par les douleurs qui surviennent aux morsures, lesquelles se gonflent, et bientôt après la maladie se déclare. On pourrait encore trouver quelques rapprochemens de cette maladie avec le délire des malades atteints de manie furieuse et de frénésie.

Il nous paraît que les nerfs sont les organes principalement affectés dans cette maladie, puisque les symptômes qui se font reconnaître sont de la nature de ceux qu'on observe dans toutes les maladies convulsives. Cependant, malgré les rapprochemens que l'on peut établir entre cette maladie et quelques autres, on ne peut s'empêcher de croire qu'elle ne constitue chez l'homme une maladie essentielle ; car il y a loin d'une ressemblance à une similitude parfaite : c'est ce dont on peut se convaincre en considérant cette maladie sous le triple rapport de son invasion, de ses progrès et de sa terminaison. Quoi qu'il en soit, la médecine peut tirer de grands avantages de ces points de contact de la rage avec d'autres affections nerveuses.

RÉPONSE

A LA SIXIÈME QUESTION.

PREMIÈRE PARTIE.

Observation qui milite en faveur de la contagion.

(Extraite du Journal de Médecine, t. 1, article du D. Allan.)

Augustine Chapuis, âgée de vingt-huit ans, demeurant rue Tiquetone, n.° 18, est prise d'un mal de gorge violent ; elle est triste, inquiète ; les yeux hagards, et ne peut avaler les liquides qu'avec beaucoup de répugnance ; bientôt elle entre en courroux quánd elle essaie d'en avaler. Le docteur Allan, à ces symptômes, reconnaissant la rage, s'informe chez les voisins si elle n'avait pas été mordue ; on lui apprend qu'elle avait un petit chien qui l'avait mordue au doigt cinq semaines avant, et que le chien avait été tué ; la malade en parla aussi, mais elle ajouta que, quoique malade depuis deux ou trois jours, cet animal l'avait caressé comme de coutume , et que tout à coup il l'avait mordue au doigt ; et qu'elle ne pouvait croire qu'elle fût devenue enragée , puisque le doigt n'avait éprouvé aucune douleur.

Cependant des convulsions horribles s'emparèrent d'*elle* , et en trois jours elle mourut.

Le virus de la rage est extrêmement subtil, et peut se communiquer à des parties dont le tissu épidermoïde est très-fin, surtout quand il se trouve. dans ces mêmes parties une grande quantité de bouches absorbantes comme sur les lèvres.

Ettmuller cite l'histoire d'un paysan qui, se voyant près de mourir de cette maladie , obtint à force de prières d'embrasser ses enfans pour la dernière fois ; il leur communiqua à tous sa maladie , et ils périrent enragés.

Ici on ne peut supposer l'effet de l'imagination dans des enfans très-jeunes , qui n'avaient pu se douter, non plus que des grandes personnes, que la rage se communiquait sans morsure.

L'observation et l'analyse nous apprennent que les maladies contagieuses ne se communiquent pas toujours par un contact médiat ou immédiat.

L'inoculation n'est pas constamment suivie de la petite vérole, la gale et les maladies vénériennes n'affectent pas tous les sujets qui s'exposent à l'infection ; la peste elle-même ne s'étend pas sur tous les individus qui inspirent l'air chargé de la contagion : de là on serait tenté de conclure que tous ceux qui sont mordus par un animal enragé ne reçoivent pas tous indistinctement l'impression du virus : c'est ce que démontre la pratique ; et, dans ces cas comme dans tous les autres, l'on verra les hommes qui ont beaucoup d'énergie résister aux efforts de la contagion en général.

Sœmmering, dans son Traité des absorbans, pour expliquer l'apparition souvent très-tardive des accidens de la rage à la suite de la morsure des animaux enragés, a recours à l'irritabilité plus ou moins grande de l'orifice des vaisseaux absorbans ; il déduit de là les motifs de la préférence qu'il donne à la méthode curative par le moyen de l'excision ou de la cautérisation ; en un mot, à un traitement topique capable de prévenir toute espèce d'absorption.

La rage se communique-t-elle sans morsure ,
par l'haleine , le contact de la salive , ou
encore les vêtemens qui ont servi à un
enragé ?

Heureusement pour l'humanité, les lumières de la médecine et une sage politique
ont anéanti le préjugé barbare , qu'il est per-
mis de se défaire des infortunés atteints de la
rage, par la force ou par des saignées multipliées. Rien de si cruel, s'écrie le grand
Boerhaave, que d'abandonner ces malheureux à leur sort, encore plus de les suffo-
quer. Il est inhumain , dit son illustre com-
mentateur, de tuer un homme, parce que
nous ne pouvons le sauver. Ce qu'il y a
de plus étonnant, c'est que ce dernier ajoute
que l'on a obtenu quelquefois la permission
du magistrat, et même l'ordre de saigner ces
malheureux des quatre membres, comme si
la justice avait droit de vie et de mort dans
d'autres cas que ceux du crime ! *Ex jussu ,*
pedibus manibusque ligatis , missus fuit san-
guis à quatuor venis et extractus unâ vice
ad viginti libras.

Il serait à souhaiter, dit Sauvages, que l'on
fît une punition exemplaire de cette inhuma-

nité. J'unis ma voix au cri de ce savant pour faire entrevoir au gouvernement la nécessité d'une loi prohibitive , à cette fin d'exclure tout-à-fait de l'esprit du vulgaire ces mesures barbares indignes d'un siècle aussi éclairé que le nôtre. Ces actions criminelles ont pris naissance , à mon avis, des erreurs grossières enfantées par la crainte , le plus souvent panique , de sa contagion : il faut en effet réduire le danger de sa contagion à sa juste valeur.

« Il est certain que le virus de la rage dans « l'homme est moins contagieux , moins actif « et infiniment moins dangereux que dans « les animaux sauvages. »

Parmi les anciens on trouve, il est vrai, quelques exemples de rage communiquée , par l'haleine et la sueur des malades ; il y en a même de très-surprenans ; mais n'ont-ils pas grossi les objets, ou voulu donner du merveilleux ? Ne sont-ce pas des histoires écrites sur la foi d'autrui?

M. Baudot assure que la bave vénéneuse, tombée sur quelque partie que ce soit, ne communique point la rage, si la voie ne lui est ouverte par quelque solution de continuité, ou par de simples égratignures.

On doit faire une exception à cette loi générale, comme je l'ai indiqué dans un autre
endroit de ce mémoire; les lèvres, douées
d'un épiderme très-fin, et abondamment
pourvues de vaisseaux absorbans, sont susceptibles de toute inoculation sans aucune
solution de continuité.

Ainsi, quoi qu'on ait débité, ni l'haleine,
ni la salive des enragés, ne sont contagieuses.

M. Vaughan s'est exposé plus d'une fois à
l'haleine de ses malades; la nourrice d'un
enfant enragé l'embrassait continuellement,
et recevait son haleine sur la bouche et le
visage; ni l'un ni l'autre n'ont été incommodés.

L'inoculation de la salive de cet enfant sur
un chien n'a produit aucun effet.

Les accidens qui luttent contre de si heu-
reuses propositions sont bien rares chez les
modernes, plus circonspects et moins ef-
frayés.

Dans la multitude des malades que les gens
de l'art et autres à secrets ont eu le courage
de traiter, aucun médecin, confesseur, pa-
rent, ami, gardé-malades, n'ont été victimes
de leur zèle. Aucun fait semblable n'a eu

lieu non plus dans les hôpitaux , quoique les infirmiers aient été souvent converts de bave.

Le grand Boerhaave n'en avait vu ni lu aucun : « *Nulli casus sunt ubi hydrophobus alios homines infecit , imò notat Tulpius , quod nunquàm viderit rabidorum sputa cuiquam detrimento fuisse.* »

A ces consolantes autorités de Boerhaave et de Van-Swiéten , se joint celle de M. Boissier de Sauvage : l'expérience atteste , dit-il, que la rage ne se prend point par la sueur, en maniant les hydrophobes , ni par les éclaboussures du sang, lors des saignées , ni par la liqueur séminale , ni par le lait des animaux.

Le virus de la rage ne se communique pas par le coït.

Quoique le levain de la rage existe dans un sujet , et que les symptômes soient sur le point de se déclarer, on n'est pas en droit de croire que sa communication puisse avoir lieu par la semence.

Douze jours avant sa mort , c'est-à-dire le vingt-cinquième jour des morsures, le nommé Olivier (dans l'observation donnée par le docteur Boissière, Journal de médecine , tom. 18 , pag. 291), cohabite avec sa femme, il redouble à plusieurs reprises ses caresses, jamais, à son aveu, il ne lui avait paru ni si ardent, ni aussi vigoureux; cette malheureuse, après la mort de son époux, se croyait près de le suivre au tombeau, et était continuellement dans la crainte d'un pareil événement; cependant elle conserva sa santé et n'éprouva aucun accident.

Dans ce cas , la terreur chez cette femme aurait dû , si la rage n'était toujours qu'un effet de l'imagination, en développer les symptômes.

Cette observation prouve donc que l'imagination n'agit pas toujours dans la production de cette horrible maladie , que le plus souvent pour son inoculation il faut que la salive sortant de la bouche du malade soit introduite dans quelque partie de notre corps, et que la liqueur spermatique ne communique pas à la femme avec laquelle l'enragé a commerce les symptômes qu'il éprouve.

Parallèle du poison de la rage avec les autres.

Il y a cela de particulier dans le venin de la rage , qu'il ne laisse aucune trace de son

passage, aucune inflammation dans les parties mordues.

On ne découvre son trajet par aucun signe
dans les vaisseaux lymphatiques qui sont
entre la blessure et les glandes conglobées
voisines, ni même dans les glandes elles-
mêmes.

Au contraire, les autres venins laissent des
traces évidentes de leur passage : le virus variolique en laisse dans la piqûre par laquelle
il a été inoculé ; le virus vénérien, dans les
parties auxquelles il a été appliqué. D'ailleurs celui-ci après avoir été mêlé aux humeurs, est ensuite déposé évidemment dans
certaines parties avec ses symptômes propres.

Le venin de la vipère affecte primitivement
les parties mordues ; les flèches empoison-
nées exercent leur première action sur la
partie blessée, et c'est par une communication successive, quoique très-rapide, qu'elle
se répand dans toute la machine.

Au contraire, dans la rage, la blessure se
guérit simplement et sans difficulté ; elle ne
souffre que peu de changement dans tout le
cours de la maladie. En outre, le temps né-
cessaire au développement de la rage est

très-incertain , tandis que les autres poisons qui agissent sur les humeurs circulantes se déclarent bien plus rapidement.

Ce venin paraît n'attaquer uniquement que le système nerveux ; il n'altère aucune humeur que la salive , comme je vais le démontrer.

Ne pourrait-on pas croire à la probabilité d'une action délétère de la salive , par suite d'une altération dans sa sécrétion , au milieu des accidens convulsifs et de la fureur qui possèdent les hommes et les animaux dans la rage ?

Examinons d'abord si dans l'état physiologique nous trouverons une explication probable de ce que nous venons d'avancer ; parcourons les différens organes sécréteurs , et voyons si leur produit ne nous donne pas quelques variations dans des circonstances données.

Le foie , organe sécréteur de la bile , dans l'état sain , fournit une liqueur jaunâtre , savonneuse , propre à la digestion , et n'occasionnant qu'une douce irritation ; elle excite ce mouvement péristaltique par lequel la pâte alimentaire parvient doucement vers les différens intestins et est enfin amenée vers le rectum, où, ne contenant plus aucune matière nutritive, elle doit être expulsée définitivement. Mais que le foie soit atteint d'une maladie organique quelconque, ou que la bile séjourne pendant un temps trop long dans la vésicule du fiel, bientôt cette liqueur change de couleur et de propriété, elle devient pour ainsi dire un poison dans notre économie.

Portée dans l'estomac et les intestins, elle les irrite fortement, y excite des mouvemens convulsifs, d'où le vomissement et la diarrhée, jusqu'à ce que la nature, par un mouvement perturbateur, se soit enfin débarrassée de cet ennemi dangereux.

Les fièvres bilieuses graves et le choléra-morbus ne nous offrent-ils pas des exemples fréquens des accidens que je viens de retracer?

Si de la bile nous passons à d'autres produits de sécrétions, nous verrons tour à tour des altérations à peu près semblables dans les propriétés chimiques des larmes, des mucosités bronchiales, des urines, etc. ; les larmes, dans l'ophthalmie, acquièrent un tel caractère d'acrimonie, qu'elles agissent pour ainsi dire comme caustique sur l'extrémité des paupières, les enflamme, et fait tomber les cils.

Le mucus sécrété par les bronches dans l'état de santé n'excite aucune irritation ; mais qu'une inflammation catarrhale se développe, bientôt, au lieu d'une humeur muqueuse douceâtre sans couleur ni saveur particulière, la présence de crachats verdâtres d'une odeur nauséabonde, d'un goût âcre et salé, excitera par sympathie les secousses répétées des poumons, jusqu'à ce que ces amas glaireux, devenus des causes irritantes sur la muqueuse bronchiale, soient expulsés comme des corps étrangers.

On peut en dire autant des mucosités nasales dans le corisa, du besoin fréquent d'uriner. La liqueur séminale est aussi susceptible de grandes altérations par son séjour trop prolongé dans les vésicules; elle produit différentes affections nerveuses et inflammatoires, qui ne cessent que par des éjaculations spontanées pendant le sommeil des malades; et le délire disparaît à l'instant. Enfin toutes nos humeurs sécrétées sont susceptibles d'acquérir une qualité vénéneuse sous l'influence de la maladie.

La salive doit donc se trouver dans la

même catégorie , et peut être susceptible d'une altération dans la qualité, comme elle l'est dans la quantité , chez les malades atteints de la rage.

Les médecins qui ont écrit sur la lactation, citent tous des exemples d'altération du lait, chez des femmes en colère, qui a été pour leurs enfans des causes prochaines d'épilepsie et de convulsions.

Il n'y a qu'une altération bien prononcée dans la salive qui puisse déterminer des accidens aussi violens que ceux que j'ai été à même d'observer chez un enfant au collége , qui , en se battant à outrance avec un camarade de classe , en fut mordu au doigt, et mourut quelques jours après dans les convulsions de la rage.

Un autre exemple s'est aussi offert à mon observation dans la personne d'un portefaix, qui, se battant avec son camarade , en fut mordu de même , et périt aussi dans les convulsions.

SECONDE PARTIE.

On pourrait attribuer les accidens de la rage à l'importance des parties mordues , et faire une sorte de rapprochement entre les accidens produits par la morsure de l'animal enragé et le spasme général ou tétanos qu'une piqûre, une plaie contuse, ou une lacération quelconque aux mains ou aux pieds ont déterminées.

Mais ce rapprochement, quoiqu'en apparence fondé, est tout-à-fait illusoire. Il suffit pour cela d'examiner les symptômes du tétanos, et l'on verra que cette maladie n'a de rapport avec la rage que la violente contraction des muscles, et les accidens convulsifs qui en sont la suite; et encore cette contraction est le plus souvent permanente dans le tétanos, tandis que, dans la rage, elle n'est qu'alternative avec l'affaissement général; l'on voit même souvent des enragés mourir sans aucune convulsion. Les autres symptômes de la rage, l'hydrophobie, et l'envie de mordre ne se rencontrent pas dans le tétanos; en outre, l'invasion des accidens tétaniques a lieu fréquemment vingt-quatre heures après la contusion, la piqûre, ou la plaie.

Ainsi donc, je me crois autorisé à décider qu'une maladie qui ne se ressemble, ni par le temps qui s'écoule depuis l'accident qui y a donné lieu jusqu'à l'invasion de la mala-

die, ni par les phénomènes qui se font remarquer pendant sa durée, ni par le traitement local que l'on fait subir à ceux qui
viennent d'être mordus, ne peut aucune-
ment supporter le parallèle, ni être confondu
avec la rage.

TROISIÈME PARTIE.

Si l'on considère qu'en général les personnes dont le tempérament est affaibli par les
excès, les veilles, les maladies, ou le chagrin, sont plus exposées que d'autres à contracter toute espèce d'affections morbides,
quand elles s'exposent dans des endroits où
règnent des maladies contagieuses, l'on sera
porté à croire que la peur, et en général
toutes les affections pénibles de l'ame, qui
débilitent le corps et le privent de toute espèce d'énergie, le rendent aussi bien plus
susceptible d'être attaqué par le virus de la
rage, après la morsure d'un animal enragé.

Et sous ce rapport, l'on doit croire à l'influence de l'imagination dans la production
de cette affreuse maladie, comme l'a soutenu
le docteur Bosquillon.

On dit qu'il y a des exemples d'enfans au
berceau qui, après avoir été mordus, ont

éprouvé les accidens de la rage. Ces exemples, s'ils sont avérés, sembleraient beaucoup infirmer l'opinion que nous venons d'émettre ; toujours doit-on convenir avec le savant professeur Bosquillon, qui s'est montré vraiment philanthrope dans son mémoire sur la rage, que plus on parlera de rage, et plus on verra d'enragés.

L'imagination est féconde en mille maux divers, et surtout chez les femmes ; n'y en a-t-il pas qui, pour avoir entendu quelqu'une de leurs amies se plaindre d'une maladie, bientôt rentrant chez elles, s'en croient atteintes, maigrissent, et commencent à éprouver tous les symptômes qu'elles ont redoutées, jusqu'à ce qu'elles imaginent qu'elles sont attaquées d'une autre maladie.

Influence de l'imagination.

Ire OBSERVATION, *de M. Oudot.*

(Extraite des Recherches faites par le docteur Andry.)

Dans le courant de février 1762, un chien enragé parcourut les environs de Besançon, et mordit cinq personnes, dont quatre hommes et une femme. Cette dernière m'ayant fait appeler à l'instant même, je ne perdis point de temps : cette malheureuse avait été mordue, en sortant de son lit, au bras et à l'avant-bras. Je pansai les plaies avec l'eau salée, et j'entretins la suppuration avec un onguent animé de cantharides ; je fis pousser les frictions mercurielles jusqu'à la salivation, que je fis durer pendant quelques jours.

Je me déterminai à joindre au traitement mercuriel les bains dans l'eau salée, et l'usage du mouron à fleurs rouges.

Le traitement fut suivi pendant trois semaines, et l'écoulement de la plaie fut entretenu pendant plus de quarante jours, en raison de l'horreur de l'eau qui s'était manifestée pendant le traitement, et des frayeurs qui troublaient son sommeil.

Pendant ce temps, les personnes qui avaient été mordues par le même chien étaient mortes dans le paroxysme d'une rage bien caractérisée ; ce qui me prouva que le chien qui avait mordu ma malade était vraiment enragé.

Le traitement fini, cette femme, qui jouissait de la meilleure santé, reprit ses occupations ordinaires, et continua à se bien porter pendant quatre mois. A cette époque, une dame de ses amies vint la féliciter de son heureux rétablissement, lui rappelant les risques quelle avait courus , et n'oublia pas de lui dire que tous ceux qui avaient été mordus par le même chien étaient morts enragés. Cette femme, qui jusqu'alors avait toujours douté que ce chien fût enragé, parce que ni moi ni le chirurgien qui la pansait n'avaient jamais voulu en convenir, fut vivement affectée de ce qu'elle venait d'entendre ; ses craintes se renouvelèrent. Je jugeai à propos d'attendre que la maladie se caractérisât. Le lendemain elle ressentit des douleurs dans le bras qui avait été mordu , et commença à avoir de la répugnance pour les boissons.

Les accidens de cette maladie secondaire augmentèrent très-rapidement ; le troisième jour elle s'épouvanta singulièrement de tout ce qui ressemblait à la peau d'un animal : elle pria qu'on ne vînt pas la visiter avec un manchon , et fit très-exactement fermer les rideaux de sa chambre, disant que le grand jour la faisait cruellement souffrir. Elle mourut le cinquième jour de sa maladie.

On voit évidemment ici le pouvoir de l'imagination dans la reproduction de la maladie , cinq mois après l'accident ; cette observation a en outre l'avantage de confirmer le bon effet des frictions mercurielles pour arrêter les progrès de la rage.

II.e OBSERVATION.

Thémison, médecin, avait été attaqué d'hydrophobie. Il voulut écrire différentes fois sur cette maladie ; mais alors il s'en ressentait, ce qui l'empêcha d'exécuter son dessein.

III.e OBSERVATION.

Un jeune homme, sur le point de se marier, est mordu par un chien enragé. Il a les plus vives craintes sur le danger de perdre la vie ; il y pense plusieurs jours, et sa frayeur redouble.

Les parens de sa future épouse jugent par prudence devoir retarder la cérémonie du mariage. Le jeune homme, qui avait déjà conçu un ardent désir de la posséder, se retire pensif dans sa chambre, où il cherche à éviter la société, comme lui étant importune ; cependant intérieurement son attachement pour l'objet de ses désirs lui fait approuver la précaution que l'on avait prise.

Il cherche à effacer de son esprit les idées d'inquiétude qui l'obsèdent sans cesse.

Quelques jours se passent sans autres si-gnes précurseurs que la tristesse, l'ennui, et l'abattement qui en est la suite. Puis, revenant à ses premières idées, il songe aux moyens à employer pour s'opposer aux tourmens qu'il prévoit : il ordonne que l'on tienne dans sa chambre une baignoire remplie d'eau, dans laquelle on le plongera aux premiers symptômes; et demande en grace, quand la rage viendra à se confirmer, qu'on le saigne des quatre membres : préférant, ce sont ses expressions, cette mort douce à celle de la maladie qu'il redoute.

Deux mois se passent, le jeune homme n'éprouve aucun accident; il vaque à ses affaires, et est reçu dans la famille de sa future.

Deux médecins consultés avaient répondu que, d'après l'espace de temps révolu depuis la morsure, il était probable que l'on ne devait plus craindre les accidens de la rage.

Alors nul obstacle, le mariage a lieu, la journée se passe sans aucun trouble; le soir, les deux époux s'enferment, et chacun se retire : mais tout à coup, au milieu de la nuit, l'on entend des cris affreux dans la chambre où ils couchaient. Bientôt les parens accourent; on écoute à la porte, le bruit redouble, les cris les plus perçans partent de tous les points de la chambre; l'on enfonce la porte..... Quel spectacle affreux! (*horesco referens!*) la jeune femme défigurée, couverte de morsures; et le jeune homme en lutte avec les plus violentes convulsions, les yeux hagards et l'écume dans la bouche.

C'est en vain que l'on administre des soins à ces deux infortunés; leur mort arrive dans les quarante-huit heures, au milieu des symptômes de la rage la mieux confirmée.

Exemple de rage par cause morale.

Deux frères sont mordus par un chien enragé. L'aîné reste dans le même pays, et meurt au bout de trente jours. Le plus jeune se met en voyage pour ses affaires, et, au bout de quarante jours, est pris d'accidens au moins ressemblant à la rage. On le soigne par un spécifique; il guérit.

Au bout de trois ans, se promenant dans le marché, il se prend de querelle avec une marchande; celle-ci, entre autres sottises grossières, l'appelle un enragé. A ces mots, le malheureux cesse toute rixe ; il se retire pensif, et rentre chez lui vivement affecté de l'expression de cette femme, en se rappelant les accidens qu'il avait éprouvés antérieurement. Il reste deux ou trois jours enfermé dans sa chambre sans dire mot à personne : bientôt les accidens convulsifs et l'horreur de l'eau commencent à paraître ; il meurt enragé.

Ne peut-on pas croire que, dans cette observation, l'imagination peut avoir été la cause déterminante d'une maladie dont le germe a mis un aussi long-temps à se développer ?

M. Jean Hunter a souvent parlé, dans ses leçons, d'un cas analogue :

Un homme, ayant été mordu par un chien, s'imagina bientôt que l'animal était enragé ; il frissonna à la vue des liquides, et éprouva des convulsions en essayant d'en avaler.

Ce préjugé était chez lui tellement enraciné, que M. Hunter pensa qu'il serait mort infailliblement, si le chien qui avait fait la morsure n'avait heureusement été retrouvé, et apporté dans sa chambre en bonne santé.

Cette certitude remit bientôt son esprit dans son état de tranquillité ; la vue de l'eau ne l'affecta plus, et il se remit en quelques jours.

5

Rage, suite de terreur après avoir été mordu.

Le docteur Félix Asti cite, dans son ouvrage, l'observation d'un homme qui fut mordu par un chien. Persuadé que l'animal était enragé, il éprouva long-temps les symptômes de la rage la plus complète. Au bout de quelques mois, ayant appris que le chien qui l'avait mordu n'était point attaqué de la rage, tous les symptômes disparurent.

L'observation suivante, du docteur Raymond de Marseille, semble devoir confirmer que quelquefois l'imagination frappée peut produire les accès de la rage, que l'on avait suspendue par l'usage des moyens les plus rationnels.

Boyer, garçon, âgé de vingt-cinq ans, est mordu à la jambe par un chien enragé; le même jour sa plaie est cautérisée par le fer rouge, on lui fait des frictions mercurielles à forte dose, la salivation s'établit, on l'entretient doucement pendant quarante jours. Ajoutez à ces moyens des bols antispasmodiques, des bains, etc.

Et, malgré la confiance qu'on cherche à lui inspirer dans ces moyens comme les plus avérés du plus grand nombre des médecins, l'individu ne peut éloigner de lui la terreur qui le poursuit sans cesse. Il se résout à aller prendre les bains de mer. Cependant le soixante-quatorzième jour après sa morsure, les symptômes hydrophobiques se manifestent, il succombe.

J'usqu'ici j'ai prouvé que l'imagination pouvait concourir à développer la rage chez les personnes mordues par des animaux enragés, lorsque le long espace de temps qui s'était écoulé depuis la morsure faisait espérer que les malades ne devaient éprouver aucun accident.

Maintenant je vais citer des exemples de personnes atteintes de la rage, sans avoir été mordues, par l'effet seul d'une vive affection de l'ame.

Ire OBSERVATION.

Une servante ayant été vivement pressée par un jeune homme, dans le temps de ses règles, cette évacuation s'arrêta ; et quelques heures après, le jeune homme ayant renouvelé ses tentatives, la fille entra dans une espèce de fureur. Dès ce moment elle se plaignit de douleurs vagues par tout le corps, et ces douleurs furent suivies d'une fièvre ardente, et d'un délire si violent, qu'il fallut lier la malade.

Ces accidens furent suivis de la rage la plus décidée. A la vue de toute espèce de liquides, la malade tombait dans des convulsions affreuses accompagnées d'envie de mordre.

Les saignées amples et réitérées, les bains d'eau tiède, ceux d'eau froide, et les lavemens furent employés inutilement ; elle mourut trois jours après son saisissement. (Nosologie de Sauvages.)

II.ᵉ OBSERVATION.

Jean-Baptiste Poisel, maître de pension, mourut en quinze heures, avec les symptômes de la rage la plus déclarée, à la suite d'un violent accès de colère. (Essai sur la Rage, Pouteau, page 7.)

III.ᵉ OBSERVATION.

M. Raymond, de Marseille, donne encore une autre observation de rage fort intéressante sans cause appréciable.

Aubert, garçon de douze ans, d'un tempérament bilieux, d'une complexion délicate, est saisi d'hydrophobie sans avoir été mordu par aucun animal, et sans aucune cause évidente, dans le mois d'août 1754. Il a une telle horreur de l'eau, qu'il ne peut vaincre sa répugnance pour boire; il veut mordre, il est extrêmement inquiet et agité dans son lit; son visage est pâle, ses yeux égarés. Cependant il raisonne juste, et meurt en trois jours.

IV.ᵉ OBSERVATION.

(Tirée de la Gazette de Santé.)

Madame..., aujourd'hui âgée de quarante-six ans, sans avoir été mordue, avait seulement appris qu'une de ses amies l'avait été par un chien enragé. Elle éprouva des convulsions violentes, qui se renouvelèrent par intervalles, malgré les secours les plus multipliés, et ne cédèrent qu'après plusieurs jours.

Mais la malade conserva pendant plusieurs mois un resserrement à la gorge, avec douleur et gêne dans la déglutition des liquides, et a éprouvé depuis une sensibilité extrême, qui la fait tomber dans les convulsions par la plus légère affection morale, et surtout au seul nom de rage, quelle qu'en soit l'application.

Cette disposition particulière du système

nerveux, malgré laquelle la santé se soutient, oblige les personnes qui vivent avec la malade à des attentions continuelles pour éviter ce qui pourrait mettre en jeu une irritabilité aussi excessive.

On a employé successivement et sans succès une foule de remèdes : les saignées, les bains, les calmans, les narcotiques, les antispasmodiques. On ne saurait méconnaître que, dans ce cas-ci, l'imagination frappée a produit la plus grande partie des accidens éprouvés.

Je finis cet article en concluant :

1.º Qu'en suivant la raison et l'observation, l'on est porté en général à attribuer les accidens qui suivent la morsure faite par les animaux enragés à une qualité délétère développée accidentellement dans leur salive, et susceptible d'être inoculée chez l'homme.

2.º Qu'on ne peut attribuer ces mêmes accidens à l'importance des parties mordues, comme l'a prétendu l'auteur d'un ouvrage intitulé : *Tétanos rabien.*

3.º Que si, en général, la salive des animaux enragés communique la rage à l'homme, il est aussi quelques observations qui prouvent que les symptômes de cette horrible maladie ne se seraient pas développés sans l'influence de la terreur ; et que l'on trouve, même chez des auteurs dignes de foi, des exemples de rage par l'effet seul de l'imagination, et sans aucune morsure antécédente.

RÉPONSE

A LA SEPTIÈME QUESTION.

Autopsie cadavérique.

Avant de parler du traitement, il convient de voir si l'ouverture des individus morts de la rage peut donner quelque indication nouvelle.

Le pharynx, le larynx et l'œsophage se trouvent quelquefois enflammés ; l'on a vu d'autres fois des points de gangrène répandus çà et là sur la muqueuse intestinale.

Sauvages dit avoir observé que, dans ces maladies, le cerveau et la moelle épinière ont plus de consistance que de coutume.

D'autres auteurs ont relaté des altérations assez marquées à la face concave du foie, telles qu'inflammation et suppuration.

Le sang dans les uns s'est trouvé si liquide, qu'il était impossible qu'il se coagulât; chez d'autres, il était dans l'état naturel.

Dans deux ouvertures dont j'ai été témoin, on a trouvé des surfaces assez étendues d'inflammation de la séreuse qui revêt la moelle épinière.

Au reste, rien de constant dans le résultat des autopsies cadavériques d'individus morts de la rage.

TRAITEMENT DE LA RAGE.

Le traitement sera divisé en deux chapitres : dans le premier, je m'occuperai des moyens préservatifs ou prophylactiques, du grec ($\pi\rho o\varphi v\lambda\alpha\sigma\sigma\epsilon\iota v$); dans le second, j'indiquerai le traitement curatif le plus avéré par l'observation pour remédier aux accidens de la rage confirmée.

Le premier chapitre sera subdivisé en deux sections : dans la première section, on trouvera les moyens généraux à employer pour diminuer le nombre des animaux et des hommes qui deviennent enragés, et anéantir de plus en plus la terreur qui frappe au nom seul de la rage; dans la deuxième section, on trouvera les moyens préservatifs à employer lorsqu'on a été mordu par un animal enragé, et que les symptômes de la maladie ne sont point encore déclarés.

CHAPITRE PREMIER.

PREMIÈRE SECTION.

Mesure de police. (Proposée dans la Gazette de Santé.)

1.º Faire disparaître cette énorme quantité de chiens, qui, malgré la loi, sans maîtres, sans aveu, sans asile, inondent les rues, pullulent dans les maisons, et infestent les campagnes quand la misère les chasse des villes.

Le moyen est bien simple; il consiste à mettre un impôt sur chaque chien, croissant suivant le nombre que chaque maître posséderait.

2.º Obliger tout propriétaire de chien à lui faire porter un collier indiquant le nom de son maître. Cette mesure a le triple avantage d'annoncer un asile certain pour le chien, de rendre le maître responsable des torts de son animal; enfin de savoir où s'adresser en cas de morsure, ou de soupçon qu'il soit enragé.

Sans cette formalité, tout chien devrait être tué sans miséricorde.

3.º Cesser de faire traîner des voitures par ces animaux, que l'on surmène ainsi avec des charges considérables, pendant au moins une demi-journée, sans leur donner à boire.

Parti à tirer de la persuasion.

Hommage au savoir du professeur Bosquillon, qui, sans s'effrayer de l'anathème que portaient contre lui ses confrères, a su étayer son opinion, qui, quoique trop exclusive sur le virus de la rage, a néanmoins le mérite supérieur de rappeler l'attention des médecins sur la méthode persuasive qu'ils doivent joindre à leur traitement; et de plus tend à éteindre un jour cette espèce de rage qui est produite par la frayeur.

C'est aux parens et aux maîtres de pension à éviter soigneusement que leurs jeunes élèves soient témoins des discours que l'on tient sur cette maladie, et à les rassurer de bonne heure sur les faits dont ils ont eu connaissance, en leur insinuant même, s'il le faut, cette conviction, que la rage n'existe pas par elle-même, qu'elle est le produit de la terreur.

Par-là on leur inspirera de bonne heure cette fermeté d'ame qui, si par la suite ils sont exposés à cette affreuse maladie, doit devenir un puissant auxiliaire de la médecine.

DEUXIÈME SECTION.

Moyens préservatifs à employer lorsqu'on a été mordu par un animal enragé, et que les symptômes de la maladie ne sont point encore déclarés.

Ces moyens doivent être envisagés sous le double rapport du traitement local et du traitement général.

Traitement local.

Le traitement local s'entend des soins que l'on doit prendre des plaies faites par un animal enragé : tels sont les lotions et les caustiques. Aussitôt qu'une personne a été mordue par un animal que l'on suppose enragé, il convient de laver de suite les plaies.

Je pense qu'il est dangereux de laver les plaies, avant la cautérisation, avec des liqueurs stimulantes, comme l'eau de savon, l'eau dans laquelle on a fait dissoudre du muriate de soude, l'eau encore dans laquelle on a mêlé quelques gouttes d'alcali volatil. Ces liqueurs excitantes peuvent faire contracter les extrémités capillaires des vaisseaux absorbans, chargés déjà de quelques atomes de la salive viciée de l'animal : l'eau tiède me semble plus convenable, et les autres moyens dangereux.

Puis il faut, sans perdre de temps, cautériser les plaies profondément, soit avec des acides minéraux concentrés nitriques ou vitrioliques ; soit avec le nitrate de mercure liquide , le muriate oxygéné d'antimoine , l'oxyde d'arsenic ; soit enfin avec le fer rougi à blanc.

Avant l'application du caustique ou du fer rouge, suivant le choix qu'on en aura fait, il est bon que la plaie soit examinée par un chirurgien habile ; car, dans quelques cas , pour que la cautérisation réussisse, il faut que les plaies soient scarifiées, débridées ou excisées. Ces soins particuliers ne peuvent être spécifiés et mis en principes ; il n'y a que l'aspect seul des blessures qui puisse guider l'homme de l'art, et lui faire prendre une détermination.

Il est bien constaté qu'après la morsure

faite par un animal enragé, le traitement local par la cautérisation est ordinairement celui sur lequel on peut compter davantage
pour prévenir la rage.

En vain on a essayé une infinité de médi-
camens internes et externes ; tous ont eu
leurs prôneurs, presque tous ont eu quelques succès vrais ou imaginaires ; mais le
temps et la raison ont fait justice de la plupart. L'excision et la cautérisation de la partie mordue sont les seuls moyens qui offrent
un remède assuré.

Cependant le fer rouge appliqué sur la
morsure d'un animal enragé ne me semble
pas le moyen de cautérisation le plus sûr.

Je crois que, lorsque les tissus de la peau
sont réduits à un charbon dur par le bouton de
feu, les parties sous-jacentes peuvent bien
recéler encore une partie de la salive virulente introduite dans les chairs par les dents
de l'animal, et qui ne peut plus être atteinte
par le fer rouge.

En conséquence, je préférerais un caustique liquide qui s'introduisît plus aisément
dans les sinuosités des plaies mâchées, savoir : le beurre d'antimoine, ou mieux encore le nitrate de mercure liquide, auquel je

donne la préférence, à cause de la rapidité avec laquelle il désorganise les tissus. Il faut joindre à ces réflexions l'impossibilité dans laquelle se trouve souvent l'opérateur, lorsque les plaies sur lesquelles on doit appliquer le fer rouge se trouvent à la face et sont multipliées.

J'étais intimement convaincu de cette opinion, et je l'avais écrite sur mes tablettes, désirant la faire connaître, lorsque j'ai trouvé un fait qui peut venir à l'appui de mes assertions, en ce qu'il prouve que, malgré l'application du fer rouge très-peu de temps après la morsure et les autres moyens généraux, les malades n'ont pas toujours échappé à la rage.

L'OBSERVATION suivante est de M. Raymond de Marseille.

Boyer, garçon de vingt-cinq ans, fut mordu par un chien enragé, au bas de la jambe le 19 juillet 1765. La plaie, demi-circulaire à cette partie, ressemblait à une égratignure sanglante.

Appelé quelques heures après la morsure, j'ordonnai d'appliquer sur la plaie un fer rougi au feu. Immédiatement après, je fis faire aux environs de la plaie des frictions avec l'onguent mercuriel. On pansa tous les jours avec le même onguent. Le cinquième jour l'escharre tomba, la salivation avait paru le troisième jour.

On continua à faire cinq frictions pendant l'espace d'un mois, et on entretint une douce salivation jusqu'au quarantième jour ; en outre j'administrai quelques bols antispasmodiques avec le camphre et le turbith minéral.

Le quarante-unième jour et les suivans, il va se baigner à la mer, ayant toujours la crainte d'être atteint de la rage.

Le quarante-sixième, il part pour Tourves, sa patrie, à neuf lieues de Marseille.

Le soixante-quatorzième jour, il ressent une gêne au gosier, et bientôt difficulté d'avaler les liquides ; le soir il lui est impossible d'en venir à bout. Le lendemain il se met en chemin pour venir à Marseille.

Durant le voyage, malgré une soif ardente, il ne peut boire, et frémit en traversant la rivière. A son arrivée il avale une pilule de laudanum, mais il ne peut recommencer. Je le fais saigner deux fois du bras, et autant du pied ; malgré cela, il se soulève

parfois précipitamment, et jette des hurle-
mens affreux.

Cependant il engage les assistans à ne pas
s'effrayer, il leur témoigne la plus vive amitié, remercie Dieu de ce que, dans son mal-
heur, il n'éprouve point d'envie de mordre ;
à la fin il écume, et vers les cinq heures du
soir, le soixante-seizième jour, il expire suf-
foqué, sa bouche couverte de bave, et le
visage bouffi....

Après avoir lavé et cautérisé la partie mordue, il faut appliquer par-dessus l'escharre
un large vésicatoire, afin de produire une
plus grande affluence d'humeurs dans cette
partie ; puis après la chute de l'escharre,
entretenir la suppuration à l'aide d'une pommade épispastique.

Cette précaution est infiniment utile, en
ce qu'elle opère un mouvement inverse dans
l'action des absorbans, et assure la sortie de
la plus petite portion de salive qui n'aurait
pas été détruite par la cautérisation.

*Observation de rage communiquée guérie
par un traitement local.*

(Par M. Bertrand. Lue à la Société de Médec., le 18 mars 1806.)

Claude Buffet, âgé de neuf ans, fut mordu

le 6 décembre 1805, par un chien que j'ai reconnu être enragé : cet animal manifestait une horreur singulière à l'approche d'un liquide quelconque ; il laissait sortir de sa gueule une écume abondante, courait çà et là ; il avait une envie continuelle de mordre, et a mordu d'autres chiens qu'on s'est empressé de tuer. Enfin le même sort est arrivé à cet animal, qui, dans ses courses, après avoir traîné l'enfant qui fait le sujet de cette observation, a fini par le mordre à la main droite, entre le doigt annulaire et le petit doigt. Peu d'instans après cet accident, l'enfant me fut amené, et de suite je lavai la plaie avec de l'eau savonneuse, et je la cautérisai avec de l'acide sulfurique concentré ; le lendemain, 7 décembre, après avoir frotté avec un gros d'onguent mercuriel le pourtour de l'escharre, j'appliquai par-dessus un emplâtre vésicatoire, et je donnai pour boisson une simple eau de tilleul et quelques gouttes d'eau de Luce. Le surlendemain 8, je frictionnai avec un gros et demi d'onguent mercuriel une plus grande surface que la veille ; je pansai l'escharre avec un digestif animé.

Le 9, je me proposai de faire prendre des

6

bains, mais la température s'étant maintenue pendant assez long-temps à plusieurs degrés au-dessous de zéro, je n'ai pu, en raison d'ailleurs de la pauvreté des parens, faire coïncider le traitement général avec le traitement local.

Après la chute de l'escharre, j'ai pansé la plaie avec le digestif simple, et ai entretenu la suppuration jusqu'à la fin dudit mois de décembre.

A cette époque la cicatrice était complète; et depuis, la santé de cet enfant s'est maintenue dans un équilibre parfait.

D'après cette observation, qui aurait besoin d'être étayée de beaucoup d'autres, on devrait rapporter la gloire du succès qu'on obtient dans cette maladie au traitement local lui seul.

Traitement général.

Par traitement général, j'entends celui que l'on fait subir aux malades, lorsqu'on a donné ses premiers soins aux parties mordues, toujours dans l'intention de prévenir les accidens.

Réflexions sur les spécifiques de la rage.

De tous les temps on a cherché des spécifiques pour prévenir les symptômes de
cette maladie ; cette recherche a malheu-
reusement fait négliger la marche tracée par
les anciens.

Le Roux, célèbre chirurgien de Dijon, a
remis en usage avec succès le traitement mé-
thodique indiqué par eux : ils commençaient
toujours par le traitement de la plaie ; ils la
lavaient, la faisaient saigner pendant long-
temps, l'agrandissaient si elle était petite,
et en emportaient même les bords ; ils se
servaient aussi de ventouses, de scarifica-
tions, de cautères, soit potentiels, soit ac-
tuels, d'emplâtres et de cataplasmes propres
à favoriser la suppuration, qu'ils entrete-
naient pendant plusieurs semaines.

De plus, ils saignaient les malades, s'ils
étaient pléthoriques, leur faisaient prendre
des bains, des lavemens, les purgeaient, soit
avec l'ellébore, l'hiéra colocinthydos ; et
pendant tout le traitement, ils tâchaient d'exciter les sueurs par des boissons, des pou-
dres, et des opiats.

Quant aux remèdes regardés comme infaillibles, il y en a quelques-uns qui ont été recommandés par des auteurs dignes de foi, et employés avec un tel succès, qu'on ne peut raisonnablement élever des doutes sur leurs propriétés.

(Il est bon de douter quelquefois), le doute philosophique aide à trouver la vérité, mais ce doute même a ses bornes; et lorsque Cælius Aurélianus, Pierre Desault, Robert James, Sauvages, Lassône, Erhmann, et surtout le docteur Portal, qui, par son génie médical, figure si bien parmi cette foule de noms illustres; quand, dis-je, tous ont préconisé le mercure et ses préparations, tant intérieurement qu'extérieurement; nous pensons qu'ils ne se sont pas trompés sur la nature de la maladie qu'ils ont eue à traiter, ni sur les éloges qu'ils ont prodigués à ce médicament.

Le traitement général devra donc consister dans les bains d'eau douce et ceux de mer, les frictions mercurielles, l'emploi de l'alcali volatil à l'intérieur et à l'extérieur, les distractions, l'exercice à pied, à cheval, en voiture, les voyages, etc.

Des bains d'eau douce.

Utilité des bains un moment après la morsure,
lue à l'Acacémie de Chirurgie par le docteur Valentin..

Un animal enragé attaqua et mordit plusieurs cultivateurs occupés à leurs travaux
dans la campagne ; les uns furent blessés aux
jambes, les autres aux cuisses, aux fesses,
au corps, aux bras et à la tête.

Ces malheureux prirent la fuite pour re-
tourner à leur village; il fallait traverser une
petite rivière sur laquelle était un pont de
bois ; les uns prirent le pont, les autres tra-
versèrent la rivière à gué ; tous ceux qui
s'étaient jetés à l'eau, n'éprouvèrent aucune
suite fâcheuse, quoique plusieurs ne furent
point traités ; tandis que ceux qui avaient
passé sur le pont, ou dont les blessures n'a-
vaient pas été atteintes par l'eau, moururent
tous de la rage, malgré le traitement que la
plupart d'entre eux subirent.

Des bains de mer.

Les bains de mer ont eu une grande répu-
tation pour la cure de la rage ; mais il est à

observer qu'ils n'ont été suivis de succès qu'autant que la plaie avait été soignée par les caustiques, avant que les malades fussent envoyés à la mer.

Plusieurs auteurs se sont récriés contre leurs succès, et ont cité quantité d'exemples dans lesquels ces bains avaient été non-seulement inutiles, mais même nuisibles, par la fausse sécurité dans laquelle ils avaient laissé les malades, qui ne tardèrent pas à être victimes de leur crédulité, et qu'il fut impossible d'arracher des bras de la mort ; les remèdes les mieux indiqués ayant été administrés trop tard.

Je joindrai ici le fait suivant, qui se trouve dans l'ouvrage du docteur Sanchès :

Un gentilhomme âgé de trente-six ans, fut mordu au visage et à la main par un petit chien. Son médecin lui ordonna les bains de mer, qu'il prit pendant un mois, sans sentir le moindre symptôme de la rage ; en retournant chez lui, il commença à devenir mélancolique, et avala difficilement ; il avait même peur et horreur de l'eau ; le pouls était faible, il ne pouvait dormir ; il survint des spasmes qui augmentèrent chaque jour ; depuis son retour de la mer il ne put jamais boire ni avaler ; tous les secours furent inutiles, et le malade périt misérablement. Les bains de mer ne doivent pas être considérés comme plus efficaces que ceux d'eau douce ; ce sont des moyens auxiliaires qui ne doivent être employés qu'après les soins convenables de la morsure.

Des frictions mercurielles.

D'après le plus grand nombre des médecins qui ont eu occasion de traiter des enragés, l'onguent mercuriel employé en frictions et continué jusqu'à la salivation est le moyen qui a produit le plus de succès. Il est à remarquer que : 1.° ce moyen a été employé, dans plusieurs cas, huit jours après la morsure ; 2.° que les plaies n'ont point été cautérisées au moment de l'accident ; 3.° qu'on s'est contenté d'y appliquer des vésicatoires au moment où on a commencé les frictions.

Observation de Desault, docteur en médecine, agrégé au collége des médecins de Bordeaux.

Un loup enragé fut avant le jour attaquer les deux chiens du nommé Pey Duméniu, de la paroisse de Joussans, en Médoc, terre appartenante à M. Delatour, de Mons. Il commença par égorger le chien, qui était en état de faire la plus vigoureuse résistance : la chienne fut après cruellement déchirée, et presque mise à mort. Cette scène ne se passa pas sans beaucoup de bruit de la part des chiens. Pey Duméniu s'éveille, ouvre en chemise sa porte, et va pour donner la chasse à l'ennemi ; le loup saute sur lui, le mord grièvement aux deux mains et aux bras ; son fils, nommé Cousiot, se lève aussi en chemise, et vole au secours de son père, armé d'un rateau. Le loup lâche prise, et saute sur le fils, qu'il mordit fortement au bras ; le père à son tour, quoique blessé, vient secourir son fils : le loup s'enfuit, et trouvant sur son passage un voisin, nommé Jean Guiraud, qui s'était levé et accourait au bruit, il le mordit au bras, et lui fit quatre grandes plaies.

Cet animal continuant sa route, rencontra le berger de M. Bretonneau, nommé Cricq, qu'il mordit ; enfin le loup fut tué.

Voilà quatre hommes mordus par le même loup le même jour et à la même heure. Ils vont tous à la mer se baigner, et se retirent assurés de leur guérison.

Quelques jours après , le nommé Pey Duméniu ressent une douleur sourde à ses cicatrices : il a grande peur ; on le console ; cependant il est attaqué de tous les symptômes de la rage , aussi bien que le nommé Cricq. Ils meurent tous les deux enragés.

Les exemples domestiques frappent et intimident pour l'ordinaire plus que les étrangers.

Cousiot ayant vu périr son père, s'attend à un pareil sort , d'autant qu'il commence à se sentir de la douleur dans les cicatrices.

Jean Guirard , son camarade, est dans le même cas. J'examinai leurs cicatrices , et ne doutai point que ces deux blessés ne fussent bien près d'être attaqués de la rage. Soudain je fis faire des frictions avec deux gros d'onguent mercuriel sur les cicatrices et le bras ; elles furent répétées trois fois par jour. Je crus que la chose pressait trop pour donner aucun intervalle après les trois premiers jours , puis je les fis frotter de deux jours l'un. Ces deux malades ont été parfaitement garantis.

J'ai eu le plaisir de voir, vers le troisième jour, les cicatrices s'aplanir et se ramollir, la douleur se dissiper , le courage se rétablir, et l'esprit reprendre son assiette naturelle.

Peut-on souhaiter un fait plus marqué, et qui prouve mieux la puissance du mercure pour préserver de la rage. Quatre hommes sont mordus le même jour, à la même heure, par le même animal ; deux périssent de la rage en ne se faisant pas soigner ; les deux autres ressentent les avant-coureurs qui annoncèrent la rage dans les premiers. Le mercure les garantit.

En vérité, n'eût-on que cette seule observation, elle mériterait toute l'attention des médecins.

De l'alcali volatil.

Dans la méthode éprouvée pour le traitement de la rage, publiée, en 1776, par M. de Lassône, de l'académie royale des sciences, cet habile médecin indique comme un moyen préservatif des plus efficaces l'alcali volatil (ammoniaque liquide), pris intérieurement à la dose de vingt-quatre gouttes deux fois par jour. C'est dans l'ouvrage de ce médecin distingué que l'on verra avec satisfaction les succès de ce traitement.

Une jeune femme ayant été mordue à la main par un petit chien, le médecin des chiens déclara l'animal enragé, et eut l'imprudence de le tuer devant cette femme. La crainte et le désespoir s'emparèrent d'elle. M. Belletête, médecin, qui avait été appelé, approuva l'emploi de l'alcali volatil appliqué en compresses dessus la morsure, et l'usage intérieur de ce même alcali à la dose de huit à dix gouttes dans un verre d'eau, de trois en trois heures dans la première journée ; on entretint la compresse humide avec de l'eau mêlée d'un sixième d'alcali volatil.

On réduisit l'usage intérieur de ce médicament à une dose matin et soir durant les trois jours suivans, au bout desquels la plaie paraissant cicatrisée, on le discontinua. La jeune femme ne s'est pas ressentie depuis de cette morsure.

Réflexions sur l'ammoniaque.

Si, comme on a tout lieu de l'espérer, ce remède continue à procurer des succès, ce sera une propriété de plus que l'on trouvera dans ce simple et précieux médicament, puisque déjà nous lui devons de si éclatans succès dans le traitement du croup, employé en vapeur avec l'éther, pour dissoudre les mucosités contenues dans l'arrière bouche, et surtout dans la trachée artère et les bron-

L'on connaît son usage dans l'apoplexie et l'épilepsie pour la cure de ces maladies, et en prévenir les retours.

L'effet de cet agent chimique pour la piqûre de la vipère et des différens insectes venimeux est constatée par tous les praticiens.

Ne peut-on pas produire des rapprochemens entre ces affections et le virus de la rage, et tirer parti des moyens qui se sont opposés aux accidens de ces piqûres ?

Partie hygiénique.

Le traitement sera secondé des secours de l'hygiène ; c'est dans l'art de varier les *animi pathemata* qu'on parviendra à rehausser l'esprit des malades, à écarter d'eux l'inquiétude qui les accable : on s'efforcera de les dissiper en leur faisant prendre de l'exercice tour à tour à pied, à cheval, en voiture.

On aura soin, à leur retour de la promenade, de leur procurer la société des personnes qu'ils affectionnent, et dont la conversation variée puisse leur offrir une distraction agréable. Enfin si, malgré la réunion de ces moyens, qui tendent tous à les sortir de leurs idées mélancoliques, on ne parvient au but qu'on s'était proposé, il faudra les déterminer à se mettre en voyage, en prétextant l'usage de quelque eau minérale.

CHAPITRE SECOND.

Traitement de la rage confirmée.

On recommande, on prône et on divulgue bien des spécifiques ; les gazettes en sont remplies ; de ce nombre sont le mouron à fleur rouge, le musc, la poudre de paulmier, les scarabées ou vers de maïs, l'étain avec le mithridate, le lichen *cinereus, terrestris,* etc.

On raisonne différemment sur leurs vertus : *sed frustrà laborat et hîc ratio, experientiâ reclamante.* Ces remèdes tant vantés ne sont pas assez efficaces pour la plupart, et quelquefois trop tardifs quant à leur vertu, tandis qu'il s'agit du plus prompt secours dans ces terribles maux.

L'analyse des symptômes de la rage peut seule nous indiquer les moyens accessoires à employer pour guérir cette maladie. Pourquoi ne pas suivre, comme dans toute autre, cette marche régulière, qui consiste, dans le commencement, à éloigner les symptômes prédominans ? En examinant chaque symptôme , on verra qu'à la troisième période, où commencent les convulsions , l'horreur de l'eau , et puis les envies de mordre , il y a d'abord une exaltation générale de tout l'appareil nerveux , à laquelle la vue , l'odorat et l'ouïe participent ; puis s'y joint un degré d'inflammation, que nous pouvons juger à la contraction vigoureuse qu'on remarque dans la pulsation des artères. Il conviendra donc , pour diminuer cette énergie de la circulation, de faire d'amples saignées pendant que le malade peut les supporter.

Pour faire cesser l'exaltation de tout l'appareil nerveux, il faudra suivre l'ordre des sens, dont les nerfs sont les ministres.

Ainsi l'oreille , destinée à percevoir les sons qui, dans cet état, sont exagérés, et inspirent au malade une frayeur qu'il ne peut maîtriser, sera exactement tamponnée , et le plus profond silence régnera autour du malheureux, pour qui les moindres bruits sont des rumeurs effrayantes.

Le tact, dans cet état d'excessive sensibilité, perçoit jusqu'aux ondulations de l'air, dont le déplacement vient le frapper. On veillera à ce qu'aucun mouvement précipité n'ait lieu près de lui : on n'ouvrira les portes qu'avec précaution.

Pour ménager l'excessive sensibilité des organes de la vue, qui, dans ce cas, ne peuvent supporter la clarté du jour, il conviendra que la plus profonde obscurité règne dans l'asile du malade, dont les murs seront revêtus d'une tenture obscure, disposée de manière à ce que le service ne soit éclairé que par une lueur douce, comme celle des lumières entourées de gazes vertes ou bleues ; on évitera de présenter devant ses yeux des fluides, des couleurs éclatantes, des corps brillans et polis ; on cachera les glaces ; enfin on lui présentera les boissons dans un vase couvert, comme dans un biberon.

Quant aux organes de l'odorat, on entretiendra la plus grande propreté autour du malade, en le changeant autant de fois que les alèses seront salies par les excrémens ; on évitera soigneusement toute espèce d'odeur aromatique, dont l'impression alors décuplée pourrait occasionner dans le cerveau un plus haut degré d'excitabilité.

On ne l'entretiendra que de faits consolans, à voix basse, et avec toutes les démons-

trations d'un intérêt touchant; et, puisqu'il
est vrai que les sensations tiennent à l'im-
pressionnabilité des nerfs, qui, éveillée, ré-
veille à son tour l'irritabilité musculaire, et
produit ces accès où la force augmentée dé-
fierait les efforts de dix hommes réunis; c'est
en paralysant pour ainsi dire les appareils
nerveux qu'il nous semble qu'on parviendra
à arrêter les symptômes de cette affreuse maladie. De là découle naturellement l'emploi
du camphre, du musc, de l'opium et de
tous les autres antispasmodiques.

J'oserais proposer d'avoir toujours recours
au traitement local, sans examiner le temps
qui s'est écoulé depuis la morsure; c'est-à-
dire que, si cette opération n'a pas été faite
aussitôt après l'accident, comme je l'ai re-
commandé, on pourrait en essayer plus tard
dans l'invasion des premiers symptômes de la
rage, et même lorsqu'elle est développée,
sans pour cela négliger les autres moyens.

M. Rigal, chirurgien à Gaillac, départe-
ment du Tarn, a préservé quatre personnes
de la rage en les cautérisant avec le fer
rouge, neufs jours après une morsure faite
par un chien enragé. Bien entendu que, si
la cicatrice était faite, il faudrait pratiquer

des incisions convenables avant l'ustion, et déterminer une suppuration abondante à l'aide d'un vésicatoire, et puis d'une pommade épispastique.

L'observation prouve que les molécules vénéneuses de la salive de l'animal, introduites sous la peau, ne développent leurs effets sur le système, et ne produisent les agitations convulsives qu'à une époque variable.

Le terme de quarante jours n'est rien moins que certain : plusieurs deviennent enragés au bout de vingt ou trente jours; le plus grand nombre au-delà de ce temps. S'il est vrai que ces molécules délétères demeurent en stagnation et comme assoupies dans le lieu mordu, et ne déterminent sympathiquement leurs effets sur le système nerveux qu'après une incubation souvent très-prolongée, on doit suivre alors la même marche que pour une affection récente.

Quoique l'insertion des virus variolique et vaccinique produise l'inoculation après un temps d'incubation à peu près fixe, il y a cependant plusieurs exemples de déviation à la règle ordinaire.

La vaccination offre plus souvent ces anomalies ; la plus marquante que l'on connaisse en Angleterre est rapportée par M. Ring, ami du docteur Jenner, chez un sujet qu'il avait vacciné, la pustule ne s'est développée que le quarantième jour; la contre-épreuve a attesté qu'elle avait été préservative. Ne rencontre-t-on pas aussi fréquemment des malades qui, sans aucun symptôme primitif de vérole, éprouvent souvent, des mois et des années après s'être exposés à l'infection, des symptômes variés, tels que pustules partout le corps, douleurs ostéocopes, exostoses, qui ne peuvent dater que du moment où ils se rappellent d'avoir eu commerce avec une femme impure.

Cela ne peut s'expliquer qu'en admettant une activité plus ou moins grande du système absorbant de tel et tel individu.

Devons-nous être étonnés maintenant de voir tant d'irrégularités dans le temps où les premiers symptômes de la rage se déclarent après la morsure d'un animal enragé?

Parmi les moyens que l'on doit employer pour guérir la rage confirmée, il y en a quelques-uns qui ont joui et jouissent encore d'une célébrité acquise à juste titre; nous nous arrêterons seulement à ceux-là, laissant de côté ceux que la saine raison rejette.

Au nombre de ceux que nous devons énu-
mérer, et que nous examinerons ensuite en
particulier, on compte : la saignée, les bains
froids et chauds, la glace, et l'immersion
dans l'eau froide, l'usage de l'alcali volatil,
l'emploi de l'opium, le camphre, en général
les antispasmodiques, enfin le mercure en
frictions.

De la saignée.

Si l'on considère le rapport qu'a la rage
avec la frénésie, et en général les fièvres
nerveuses inflammatoires, on sera conduit
naturellement à des saignées répétées, lorsque les accès de fureur commenceront à paraître.

Méad dit positivement que s'il y a quelque
chose à espérer dans l'hydrophobie, c'est par
les grandes évacuations de sang jusqu'à défaillance, avant que les fonctions n'aient
perdu leur force naturelle par les convulsions.

Boerhaave recommandait de traiter cette
maladie, aussitôt qu'elle se serait manifestée,
comme une très-forte inflammation, et de
faire des saignées considérables par une large
ouverture, et jusqu'à la syncope; ensuite

d'administrer des lavemens avec de l'eau chaude et du vinaigre.

Il ne faut pas oublier, parmi les médecins observateurs, M. Nugent, qui guérit une femme, dans les accès de la rage, par les saignées et les calmans.

Ce qu'il faut surtout remarquer, c'est que M. Nugent a observé que la rage a, comme les maladies humorales, une marche régulière, prompte et facile, et qu'elle se termine le neuvième jour à compter de celui où commencent les accidens les plus graves. Dès le quatrième jour, sa malade rendit des urines chargées de sédiment, et dès les premiers jours, elle eut des sueurs abondantes.

Dans le Journal encyclopédique de septembre 1761, l'on rapporte l'histoire de la guérison d'une femme enragée, procurée par une blessure qu'elle se fit à la tempe, dont le sang ruissela jusqu'à ce qu'elle fût tombée dans l'épuisement.

M. Duhaume a trouvé dans Clément un fait très-étonnant. Voici ses propres paroles : *Vidi octo hydrophobos, accidit autem quid notabile uni ex his in oppido sancti Montani, cui ex jussu, pedibus manibusque ligatis, missus fuit sanguis è basilicâ dextrâ, et extrac-*

*tus unâ et eâdem vice ad viginti ferè libras ;
et quod mirum erat, post inauditam illam eva-
cuationem et syncopum consequentem ad sa-
nitatem perfectam rediit.*

Ces exemples d'une perte considérable de
sang à laquelle les malades ont résisté ne sont
pas les seuls qu'on puisse citer.

Je crois que mes lecteurs ne trouveront pas
mauvais que je rapporte à cette occasion un
fait de ma pratique qui s'y rattache, et qui
n'est pas sans intérêt.

Je fus appelé, rue des Prouvaires, pour
secourir un courrier, homme très-replet, qui
venait d'être frappé d'apoplexie. En arrivant,
je vis un homme dont la figure annonçait
une asphyxie très-prochaine, occasionnée
par la compression cérébrale. L'individu
était menacé d'une mort prochaine ; je n'hé-
sitai pas à faire de suite une forte saignée du
pied. Pendant que le sang coulait, un confrère, le docteur Pétroz, qui avait été mandé
en même temps, arriva ; il jugea à propos
d'augmenter l'effusion du sang en saignant
du bras. Au bout d'un grand quart d'heure
que le sang coulait des deux veines, nous
pensâmes à l'arrêter ; mais au moment où
nous nous y disposions, le malade fut pris

de mouvemens convulsifs violens , et nous pûmes à peine le contenir dans son lit. Il perdit une énorme quantité de sang, puisqu'il traversait deux matelas et tombait dans la chambre. Enfin au bout d'une demi-heure, l'agitation cessa, le malade ouvrit les yeux, et nous arrêtâmes le sang. Le lendemain il était à se promener dans sa chambre, n'éprouvant ni faiblesse ni malaise, et ne se souvenant pas de ce qui lui était arrivé la veille.

Observation de M. Shoolbred.

(Annales de Littérature médicale étrangère.)

Un individu , âgé de vingt-cinq ans , entra à l'hôpital avec les symptômes suivans (il avait été mordu trois semaines avant par un chien enragé) : au premier aspect, le docteur Shoolbred ne peut méconnaître la rage ; le corps, les bras, le cou, étaient attaqués de mouvemens convulsifs violens, les muscles de la face très-agités à chaque inspiration, les commissures des lèvres étaient retirées en arrière avec dépression de la mâchoire inférieure; les yeux paraissaient sortir de leur orbite et étaient gorgés de sang, quelquefois fixes avec un regard menaçant, d'autres fois

roulans comme si le malade était dans l'appréhension de quelque danger ; une salive
visqueuse sortait de sa bouche, toujours ouverte ; enfin tous les autres symptômes, l'horreur des liquides et l'envie de mordre, tout
indiquait une rage bien confirmée.

L'auteur ayant lu, dans la Gazette de Ma-
dras, une observation de M. Tymon, chirurgien du 22.ᵉ dragons, dans laquelle il di-
sait avoir guéri un hydrophobe par la saignée,
le mercure et l'opium, il se détermina à
adopter le même plan. En conséquence, il
fit une large ouverture à la veine du bras
droit ; à peine eut-il retiré 18 à 20 onces d'un
sang rouge, que les spasmes se calmèrent, la
respiration devint plus libre, et les symptômes diminuèrent. Encouragé par ce mieux
sensible, il oublia tous les autres remèdes,
et laissa couler le sang jusqu'à la quantité
d'un litre ; alors, voyant son malade calme,
il lui présenta un vase plein d'eau, que celui-
ci prit tranquillement de la main gauche,
tandis que le sang coulait encore, et dans
lequel il but avec plaisir 4 onces d'eau, dont
la vue quelques minutes auparavant le jetait
dans des convulsions affreuses. Après la saignée, il s'endormit ; mais quelques minutes

après, son sommeil fut interrompu par des
sursauts ; il se trouvait agité, et il ne but
un verre d'eau qu'avec la plus grande difficulté.

On lui fit alors une deuxième saignée, qui
fut portée jusqu'à la défaillance ; lorsqu'il
revint à lui, il était entièrement calme, et
n'éprouva plus de sa maladie qu'une faiblesse très-grande et des étourdissemens.

M. Shoolbred conclut de cette observation
que l'hydrophobie fut guérie par la saignée
seule ; et que, dans le cas cité par M. Tymon,
la saignée seule opéra la guérison.

Il cite plusieurs faits semblables, et avec
le même succès.

Je vais donner à la suite de cette observation les remarques du docteur Kruiskens :

Je citerai, dit-il, à l'appui de cette observation un cas qui vient de se passer sous mes
yeux : je fus consulté le mois dernier par un
praticien respectable de la campagne pour
un homme de sa commune, qui, dix jours
auparavant, avait été mordu au petit doigt
de la main droite par un chien enragé ; il me
dit que la plaie n'avait pénétré que la peau,
et était presque guérie.

Je conseillai néanmoins de la cautériser, et

comme ce moyen serait peut-être employé trop tard, je lui recommandai de faire de fortes évacuations de sang, dès que l'invasion de l'hydrophobie serait déclarée. Je me déterminai plutôt pour ce moyen que pour un autre.

Le 9 novembre, le matin à dix heures, le malade éprouva une lassitude générale, et se mit au lit; on appela aussitôt le médecin, qui trouva cet homme dans le plus fort accès de rage; tout son corps était agité par les convulsions, il crachait avec colère une salive visqueuse, et toutes ses actions marquaient une impatience extrême; quand il pouvait prendre la main de quelqu'un, il la portait aussitôt à la gorge et à l'estomac pour indiquer le siége de ses souffrances.

Dans cette circonstance, on lui offrit de l'eau; mais aussitôt il fut saisi d'un accès de fureur, et tâchait de se dégager des mains de ceux qui le tenaient.

L'accès avait déjà duré une demi-heure, et les divers symptômes qui le caractérisaient ne laissaient aucun doute sur le genre de maladie. On lui ouvrit la veine du bras droit, et on laissa couler le sang jusqu'à ce qu'il se trouvât faible; revenu à lui un quart d'heure après, il se trouva parfaitement calme : cependant les yeux étaient encore hagards ; mais il but sans répugnance, et mangea ce jour-là un peu de soupe.

Du reste, il fut assez bien. Vers le soir, il paraissait disposé à une récidive ; on lui fit une autre saignée, mais moins forte que la première ; son pouls devint régulier, et le sommeil de la nuit fut très-calme.

Il prit, le lendemain 10 octobre, une once de casse, dont il eut quelques selles ; le calme dura ainsi pendant sept jours ; le dix-septième au soir, il avait mangé plus qu'à l'ordinaire à son souper, il eut un sommeil inquiet. Le matin, il fut saisi d'un nouvel accès, mais moins intense que les autres. Le médecin, arrivé une heure après l'invasion, ne tarda pas à faire une nouvelle saignée.

Le malade, quoique âgé seulement de trente-neuf ans, et d'une bonne constitution, fut assez affaibli par cette troisième saignée. Cependant peu à peu il se remit à ses ali-mens ordinaires : aujourd'hui la guérison date de plus de six mois, et il est dans une parfaite santé.

Je suis bien aise que le succès obtenu par la saignée, dans un cas de rage aussi fortement prononcée, se trouve confirmé par les observations de MM. Shoolbred et Tymon.

J'espère que cela engagera les médecins à les pratiquer dans ces circonstances ; et, si ce moyen répond à ses premiers succès, ils ne resteront pas plus long-temps spectateurs oisifs des convulsions et de la mort d'un enragé.

De la glace et de l'eau glacée.

L'effet général de la glace appliquée sur une partie est de produire :

1.° Un changement de direction des propriétés vitales, et du sang d'une partie vers une autre ; le dégorgement des vaisseaux, et par conséquent la pâleur.

2.° Une réaction de la partie touchée par la glace vers les autres, où se développe une chaleur plus grande que celle qui y existe naturellement.

3.° Un ébranlement du système nerveux ; médecine perturbatrice, en raison de laquelle les fonctions reprennent souvent cette énergie et cette harmonie dans lesquelles consiste la santé.

Je pense que l'on peut tirer un grand avantage de ces applications de glace ou d'eau glacée sur la tête des enragés au moment des accès convulsifs, au milieu desquels ces parties se trouvent manifestement engorgées par l'afflux d'une trop grande quantité de sang.

Le docteur Delrympe de Norwich a obtenu un succès remarquable de ces affusions froides dans un cas de trismus, survenu à une demoiselle de vingt-deux ans à la suite d'une épine introduite dans le gros orteil du pied gauche.

On avait employé, depuis cinq jours, inutilement l'opium uni au mercure, et un vésicatoire à la nuque. A peine eut-on jeté quatre bassins d'eau froide sur sa tête qu'elle poussa un soupir profond, le spasme cessa, et les mâchoires se desserrèrent. (Ouvrage de Giannini, traduit par le docteur Heurteloup.)

En rapprochant l'effet qu'a produit l'eau glacée dans d'autres maladies, telles que l'épilepsie qui a été guérie en jetant, pendant les accès, de l'eau froide sur la tête des malades; en considérant l'effet de ce moyen sur les aliénés et les apoplectiques, ne peut-on pas concevoir quelque espoir pour les enragés?

C'est un phénomène important pour les

recherches actuelles, que le changement que le sang veineux éprouve à raison d'une action considérable de chaleur ou de froid externe sur le corps.

Crawford plongea un chien dans un bain très-chaud, et lui ouvrit une veine; le sang qui en sortit était d'un rouge clair, comme le sang artériel. Dans les climats chauds, on remarque les mêmes changemens dans le sang; c'est ainsi que Chalmez, dans la Caroline méridionale, remarqua que le sang y était toujours plus liquide en été, et que la quantité de la lymphe y était, par rapport au sang couenneux, comme quatre sont à un.

Schotte fit la même remarque au Sénégal. « On croirait, dit-il, que le sang serait privé de ses parties liquides par des sueurs abondantes, et devrait en conséquence devenir plus épais ; mais le contraire a lieu.

Le sang subit un tout autre changement par le froid : lorsqu'on plonge un chien dans un bain froid, le sang acquiert une couleur foncée, et est beaucoup moins liquide.

Les auteurs de voyages sont d'accord sur ce que les animaux et les habitans des pays polaires ont généralement le sang visqueux et épais ; de là le corollaire que la glace doit diminuer la liquité du sang et arrêter les dispositions inflammatoires.

De l'immersion.

L'immersion dans l'eau tiède pour certaines maladies a été connue d'Hippocrate, appliquée aux parties inférieures, tandis que la tête et le cou reçoivent des affusions froides : *Partes supra septum transversum refrigerandæ , inferiores autem calefaciendæ.* (Hipp., de Morbis, liber 3.)

Sanè in animi defectionibus, frigida summis partibus affusa, prodesse. (De Liquidor. usu.)

On a pensé que le principal effet, soit de l'immersion dans la mer ou dans les rivières, soit d'une aspersion d'eau en grande quantité, était de causer un tel bouleversement dans toutes les fonctions par l'extrême frayeur dont l'imagination est frappée, qu'elle changeait entièrement toute leur harmonie. Cependant la sueur considérable qui survient à plusieurs de ceux qui ont été ainsi traités ne serait-elle pas en grande partie la cause de la guérison ?

Un homme enragé fut attaché à un poteau, et long-temps accablé de sceaux d'eau, qu'on lui jetait sur le corps ; il écuma, cria, heurla, et tomba enfin en défaillance. On le coucha ensuite, et on le couvrit beaucoup ; il sua abondamment, et fut guéri le lendemain.

La méthode de l'immersion remonte au temps des prêtres égyptiens, qui guérirent Euripide en le plongeant dans l'eau froide.

A ces guérisons consolantes j'ai cru devoir joindre des défauts de succès.

OBSERVATION *d'un malade enragé qu'on a plongé à plusieurs reprises dans la rivière, et dont j'ai suivi le traitement.*

(Recueillie par le confrère Legouas, à l'Hôtel-Dieu, salle Saint-Charles.

Louis Cornue, charbonnier, âgé de cinquante-quatre ans, affaibli par le travail, d'un moral gai et peu susceptible de s'affecter, portait six semaines avant un sac de charbon rue Saint-Honoré, ses bras pendans sur ses côtés ; lorsqu'un grand chien danois, qui courait rapidement, sans accompagner personne, lui saisit la main gauche et lui fit une blessure assez légère au pouce et à l'index ; Cornue voit disparaître ce chien, aussitôt il lave sa plaie avec de l'urine, et va chez un apothicaire, qui la lui bassine avec de l'eau vulnéraire ; elle guérit très-bien, mais cet homme n'était pas sans inquiétude, chaque fois qu'il approchait de la rivière : au bout de six semaines, le 25 juillet, fatigué des travaux du jour, il se livrait au repos, lorsque, voulant boire de l'eau rougie, il éprouva un frissonnement général ; en vain approcha-t-il le vase de sa bouche, des accès convulsifs résultaient des tentatives qu'il faisait. Un chirurgien appelé lui prescrivit des boissons antispasmodiques et lui pratiqua une saignée du pied ; son état empira jusqu'au lendemain, où il fut transporté à l'Hôtel-Dieu, le 26 juillet.

Voici les symptômes qu'il nous a offerts : face étonnée, yeux hagards ; mouvemens spasmodiques, resserrement au gosier, à la poitrine et à l'épigastre ; langue sèche et brunâtre ; pouls serré et fréquent. On lui applique dix-huit sangsues à la nuque, il montre de la docilité durant leur action ; un large sinapisme recouvre toute cette partie ; il s'agite beaucoup, chasse tous ceux qui l'entourent ; leur annonce une crise, et les engage à se retirer. Un quart d'heure après on lui offre des cérises et des groseilles ; il les avale sans difficulté ; agitation continuelle ; on entoure son lit de rideaux de laine verte, l'obscurité lui fait de la peine.

A huit heures du soir, il prend une cuillerée d'un opiat dans lequel il entre deux gros de laudanum, il mange une croûte de pain ; une tisane faite avec le micoucoulier est ordonnée ; malgré lui il en avale deux cuillerées.

A neuf heures, il prend un lavement avec demi-once de laudanum ; un deuxième une heure après. Nuit agitée.

Le lendemain 26, on approche de son lit, il répond parfaitement aux questions qu'on lui fait. On décide de le plonger dans la Seine, pour produire en lui une forte commotion morale ; les mesures étant prises, il se laisse conduire sans la moindre résistance, et est parfaitement tranquille durant et après l'immersion : retiré de l'eau, on le place dans des draps chauds, et il boit sans difficulté du vin. Le pouls est petit, la face pâle, et les forces paraissent affaiblies.

Prescription :

℞ Extrait d'opium.... ⎱ āa ij grains.
  Acétate de plomb. ⎰

  Pour une pilule.

On en fit huit semblables.

Pour boisson, eau de menthe avec acétate d'ammon. ʒ ij

Le pouls se relève au bout de deux heures, et le malade paraît moins prostré ; il répond bien à toutes les questions , et déclare qu'il se prêtera à tout, si c'est pour son soulagement.

On lui fait prendre cinq des pilules ci-dessus jusqu'à quatre heures ; et pour faciliter leur passage, on les lui donne dans une cuillerée de la boisson prescrite; difficulté de les avaler.

A quatre heures , on le plonge à deux reprises dans la rivière, et il reçoit aussitôt les mêmes secours que la première fois : l'impression de l'eau froide lui fait plus d'effet ; dès ce moment délire continuel , propos incohérens ; pouls faible , chute des traits de la face ; assoupissement, réveil avec penchant au suïcide.

Le ventre était tendu et gonflé.

Deux larges vésicatoires comme rubéfians sur les côtés du larynx ; lavement purgatif, avec deux onces de sulfate de soude , sans effet ; un deuxième lavement avec demi-once de laudanum ; nuit tranquille.

Le lendemain cinq heures , prescription d'un lavement avec cinq onces de vin émétique trouble ; le ventre semble se distendre davantage ; prostration plus complète que la veille ; pouls petit et faible, langue brunâtre ; sécheresse de la bouche, sensibilité obtuse ; le concours des élèves autour de son lit ne l'incommode plus.

Mort à trois heures de l'après-midi.

Autopsie. La bouche sèche, nul constriction dans l'œsophage ; estomac contenant plusieurs pilules à peine altérées dans leur forme.

Rougeur assez prononcée de la membrane muqueuse du cœcum et du colon gauche.

Tout le tube intestinal distendu par des gaz. Appareil cérébral parfaitement sain.

Injection des membranes qui revêtent la moelle épiniaire. Environ deux cuillerées de sérosité dans tout le canal vertébral.

De l'alcali volatil (ammoniaque liquide.)

Si l'on examine les différens traitemens usités dans la rage, on reconnaît que parmi ceux qui ont le mieux réussi jusqu'à présent, l'alcali volatil semble avoir la supériorité.

Tissot, dans son Avis au peuple (p. 219), rapporte que l'on a vu un garçon chez lequel

la rage avait commencé à se manifester être
très-bien guéri , en lui faisant prendre de
l'eau de luce , et en frottant le voisinage de
la plaie avec de l'huile d'olive, dans laquelle
on avait dissous du camphre et de l'opium.

Réflexions sur l'alcali volatil.

L'alcali n'a été encore employé qu'à l'intérieur pour la cure de la rage ; je proposerais
d'en tirer un autre parti en le faisant évaporer
dans la chambre où se trouve le malade , et
en lui en faisant respirer, au moment où le
sang se porte vers la tête , ce qui annonce
toujours l'approche d'un paroxysme.

Il agit alors en diminuant la quantité d'oxy-
gène contenu dans l'air , et , retardant ainsi la
vélocité du sang , il modère l'afflux de ce
liquide vers le cerveau , et s'oppose aux convulsions qui en sont la suite.

Cette propriété se déduit naturellement de
l'avantage qu'on retire fréquemment de la
respiration de l'ammoniaque pour faire avor-
ter une attaque prochaine d'épilepsie.

D'ailleurs , ingéré dans l'estomac, il se dé-
compose, et alors son action chimique ne
peut plus avoir lieu ; tandis que , par la
respiration , il se trouve immédiatement en-

contact avec le sang qui circule dans les cellules pulmonaires.

OBSERVATION.

Une femme d'un certain âge ayant été mordue par un chat enragé, la plaie se referma : cette femme n'en parut point affectée, mais au bout de trois semaines la morsure se rouvrit, gonfla et noircit ; il en sortit une sanie roussâtre et fétide ; cette femme avait d'ailleurs tous les symptômes de la rage: mouvemens convulsifs, réveil en sursaut pendant le sommeil, écume sur les lèvres, etc.

Je conseillai de mettre sur la plaie une compresse d'alcali volatil fluor ; on l'entretint humide pendant vingt-quatre heures avec d'autres compresses imbibées d'eau mêlée d'un sixième d'alcali.

On lui fit prendre aussi douze gouttes d'alcali dans un demi-verre d'eau sucrée, de deux en deux heures. Le lendemain la plaie n'était plus noire, et le gonflement avait beaucoup diminué ; on continua encore vingt-quatre heures l'usage de ce moyen à l'intérieur et à l'extérieur.

Ces deux jours étant passés, les convulsions cessèrent, le sommeil se rétablit et ne fut plus agité.

La plaie se trouvant presque cicatrisée, on se contenta de mettre un linge dessus ; la femme reprit son régime ordinaire, et vécut encore deux années sans s'être ressentie depuis de cet accident.

Des frictions mercurielles.

OBSERVATION tirée d'une thèse soutenue aux Écoles de Médecine de Paris, en 1759, intitulée , *An hydrophobia hydrargirosis ?*

Un homme âgé d'environ quarante ans , vint consulter M. Lehoc : il lui exposa qu'il avait été mordu huit jours avant par un chien enragé , qu'il était tourmenté depuis quelques jours d'insomnie, de vertiges, de pesanteur dans la tête , qu'il avait des douleurs dans la gorge et un feu dévorant dans les entrailles ; beaucoup de soif, et qu'il ne pouvait boire. Le malade avait les yeux ardens et le regard farouche, il était dans une agitation continuelle et dans une inquiétude extrême sur l'événement de sa maladie.

M. Lehoc jugea que cet homme était dans le premier degré de la rage, il conseilla au malade de se faire saigner du bras sur-le-champ, et trois heures après du pied, et de recourir incessamment aux frictions mercurielles.

En conséquence on lui fit une friction dès le soir même, avec trois gros de pommade ; on la répéta le lendemain au matin, à pareille dose ; le malade fut tenu au bouillon et à la soupe, et à l'usage d'une infusion de fleurs de tilleul pour boisson ; dès le lendemain il commença à boire avec moins de répugnance, au quatrième jour on avait déjà employé douze gros de pommade. Le cinquième au matin, le malade se plaignant d'une grande amertume dans la bouche, de nausées fréquentes et de pesanteur sur le front, on lui fit prendre trois grains d'émétique ; le jour suivant tout parut en sûreté, et le malade se trouvait bien, à l'exception d'un commencement de salivation. On donna de légers purgatifs. Tout alla de mieux en mieux, et le malade fut parfaitement guéri.

Exemple de non-succès par l'emploi de l'opium et des frictions mercurielles.

OBSERVATION que j'ai recueillie à l'Hôtel-Dieu, au n.° 15, petite salle Saint-Charles, sous les ordres de M. Récamier.

David Cousin, coutelier, âgé de quarante-sept ans, fut mordu, dans la première décade de fructidor an 10, au doigt annulaire de la main gauche, par un chien carlin appartenant à une dame de la maison. Ce chien, dont on ne pouvait encore soupçonner la rage, introduit dans la boutique de Cousin, s'élance sur son chien pour le mordre, celui-ci s'en aperçoit, court à sa défense, et reçoit le coup de dent dirigé contre son chien : sa blessure fut légère, guérit seule, et ne l'inquiéta point.

Six semaines se passent avec la santé la plus parfaite ; au bout de ce temps, après un jour de chasse, il se plaint d'un malaise général, de perte d'appétit ; il consulte un chirurgien qui lui conseille de prendre quatre grains d'émétique. Ce médicament ne produisit aucun effet. Cousin s'en chagrina ; il devint sombre, de mauvaise humeur, sentit au doigt mordu un picotement qui gagna graduellement la main, le poignet, l'avant-bras, le bras et l'épaule. Ceci lui rappela son accident, et lui fit craindre que le chien ne fût hydrophobe ; dès-lors taciturnité. Le lendemain de la prise de l'émétique il sort de chez lui de grand matin ; une fruitière de sa connaissance avec laquelle il conversait souvent le rencontre, lui observe qu'il est à peine

jour : il répond par un regard triste , et continue sa route.

Rentré chez lui , inquiétude plus grande,
esprit troublé par l'appréhension de la rage,
penchant à la colère, commencement d'horreur pour les liquides ; il est obligé de se
faire violence pour boire du vin ; tendance
au désespoir.

Ses parens alarmés le conduisent à l'Hôtel-
Dieu le quarantième jour de sa blessure.

Prescription du premier jour : pilules
d'extrait d'opium d'un grain ; il en prit huit
dans la journée ; lavemens simples , potion avec le laudanum, l'ammoniaque, l'huile
de succin.

Le deuxième jour , agitation très-grande,
yeux brillans , grande loquacité , mais réponses justes ; extrême agilité dans l'action
de se mouvoir dans son lit; horreur prononcée pour les liquides ; vomissemens , serre-
mens de poitrine, sècheresse de gosier, mouvemens spasmodiques du tronc ; sentiment
vénérien à la vue d'une des sœurs de la salle ,
il la prie de l'embrasser.

Pilules d'un grain d'opium à prendre au
nombre de deux toutes les deux heures ; il

en prit seize ; potion avec deux gros de laudanum dans six onces de véhicule ; quatre
lavemens avec deux gros de laudanum dans
chaque.

Le troisième jour, intensité des symptômes décrits ci-dessus , de plus emportement
de colère , désir de s'évader , discours inter-
rompus par des besoins fréquens de cracher;
il lance même son crachat sur ceux qui
étaient présens ; refus de toute espèce de
choses ; convulsions extrêmes , écume à la
bouche , vomissemens fréquens de matières
verdâtres. Mort.

Autopsie. La dure-mère injectée , sérosité
peu abondante entre l'arachnoïde et la pie-
mère dans les ventricules à la base du crâne ;
arachnoïde spinale phlogosée vers sa partie
supérieure ; plèvre costale injectée ; les poumons rouges et gorgés de sang ; voile du pa-
lais, luette, amigdales enflammées ; œsophage
très-rouge à différens endroits ; régions ilia-
ques vertes ; odeur putride très-prononcée ,
quoiqu'il ne fût mort que de la veille.

Les frictions mercurielles n'ont pas seulement réussi à prévenir les accès de la rage,
on a encore plusieurs exemples où l'on a

obtenu de grands succès de ce médicament lorsque les accès s'étaient déjà manifestés.

Un médecin de mes amis m'a raconté qu'étant à la campagne, il avait été appelé pour visiter un homme qui avait été mordu par un chat enragé. Il le trouva dans le dernier degré de la rage, ayant beaucoup de fièvre, et dans l'état le plus violent et le plus triste. Il le fit saigner, lui fit donner des lavemens et des antispasmodiques, etc. ; et quoiqu'il vît le malade dans un état désespéré, il ordonna qu'on lui fît de fortes frictions avec l'onguent mercuriel (ce à quoi il eut beaucoup de peine à décider le chirurgien qui soignait le malade). L'effet de ce remède fut cependant si prompt, qu'il fit cesser l'horreur de l'eau ; le malade but sans peine ni répugnance les liquides qu'on lui présenta : on continua les frictions, auxquelles on joignit divers antispasmodiques ; et il guérit.

Au nombre des avantages tirés des frictions mercurielles, on doit citer un abrégé du traitement fait à Senlis à quinze personnes mordues par un chien enragé.

Ici l'intérêt redouble quand on apprend que les médecins qui furent appelés pour donner leur opinion étaient tous dignes de ce choix par les connaissances médicales profondes que leur avait acquise une longue méditation.

Il suffit de les nommer pour en faire l'éloge : MM. Poissonier, Desperrières, Andry, Vicq d'Azyr, De Lalouette le fils, et Thouret.

Des quinze personnes qui furent traitées à Senlis à la suite de morsures faites par le même chien il en est mort cinq, et parmi ces cinq trois sont mortes de la rage, et deux sans aucun symptôme de rage.

Comme le traitement de M. Lassône a été suivi en grande partie, sauf les modifications nécessitées par l'âge, le tempérament, et l'état de la maladie de chaque individu, il nous suffira de donner l'aperçu général du traitement : la tisane était composée de rhue et de feuilles d'oranger, de chaque une poignée par pinte ; on acidulait cette tisane avec une cuillerée de vinaigre, et on ajoutait suffisante quantité de sucre ; le bol était composé de seize grains de cinabre artificiel, de quatre grains de camphre, de huit grains de musc, et s. q. de conserve de roses. Cette dose était réduite à la moitié, au tiers et au quart, à raison de l'âge ; des lavemens avec l'oxymel ; un digestif pour panser les plaies

était composé de baume d'Arcæus, ou d'onguent basilicum animé de cantharides.

Dans le commencement, on étuvait les
plaies et les environs avec de l'eau salée, et
on appliquait dessus des vésicatoires, que
l'on entretenait avec le digestif.

Frictions mercurielles par tout le corps,
et souvent autour de la plaie, continuées
jusqu'à la salivation ; des bains tièdes.

Tels sont les principaux remèdes qui ont
été employés. Il est bon d'observer que, des
trois qui sont morts de la rage, deux avaient
été mordus en plusieurs endroits du visage.

CONCLUSION.

Il convient, dans un si grand nombre de
faits, de se résumer, et de tirer de tout ce
que nous avons dit dans ce mémoire les co-
rollaires suivans.

Le mot de *rage* doit être préféré à celui
d'*hydrophobie* pour désigner la maladie en
question.

L'on a vu des maladies qui présentaient
l'hydrophobie comme symptôme ; il ne faut
pas les confondre avec la rage.

Des expériences prouvent que la salive prise sur un chien enragé est susceptible d'être inoculée par l'art à d'autres animaux, et produit toujours en eux la même maladie dont est atteint celui qui a fourni la salive.

Ni la chair, ni le lait des animaux enragés ne déterminent la rage à ceux qui en font usage comme aliment.

La transpiration et l'haleine d'un homme enragé ne peuvent engendrer la rage, non plus que l'écume qui, sortant de sa bouche, est projetée sur ceux qui l'environnent.

Quoiqu'il y ait une sorte de rapprochement entre la rage et d'autres maladies de la classe des névroses, il est vrai de dire que la rage constitue chez l'homme une maladie *sui generis*. C'est en vertu d'une altération particulière de la salive que les animaux enragés peuvent, par leur morsure, communiquer leur maladie aux autres animaux et à l'homme.

Cette propriété virulente que la salive acquiert dans la rage est démontrée par les maladies dangereuses que tous les autres fluides sécrétés peuvent aussi produire dans des circonstances données.

Le chien, le loup, le renard et le chat sont les animaux chez lesquels la rage spontanée se développe le plus communément ; ils peuvent la communiquer, par leurs dents, à tous les autres animaux, et à l'homme.

Le cheval, l'âne, le bœuf, la vache, et quelques autres animaux herbivores auxquels la rage a été communiquée ne paraissent pas aptes à la produire chez l'homme. Il est certain que le virus de la rage dans l'homme est moins contagieux, moins actif, et infiniment moins dangereux que dans les animaux.

Toutes les personnes qui sont mordues par un animal enragé ne reçoivent pas toutes indistinctement l'impression du virus.

La rage ne peut être confondue avec le tétanos, et n'est pas occasionnée par la douleur et l'éraillement des filets nerveux de la partie mordue, comme l'a prétendu l'auteur d'un ouvrage intitulé : Traité du tétanos rabien.

Si, en général, la salive des animaux enragés communique la rage à l'homme, il est aussi quelques observations qui portent à croire que les symptômes de cette horrible maladie ne se seraient pas développés sans l'influence de la terreur.

L'on trouve chez des auteurs dignes de foi des exemples de rage par l'effet seul de l'imagination, et sans morsure antécédente.

Le soin le plus urgent à donner à une personne qui vient d'être mordue par un animal enragé est la cautérisation la plus prompte, précédée de lotions avec de l'eau tiède sans aucune addition ; puis, après la cautérisation, il convient d'appliquer à l'endroit de la morsure un large vésicatoire. Je préfère le nitrate mercuriel liquide à tous les autres caustiques, et même au fer rougi à blancheur.

Les autres moyens généraux à employer pour prévenir la rage sont : les bains, l'alcali volatil à l'intérieur, les frictions mercurielles, et tous les modes de distraction que l'hygiène conseille.

Lorsque les symptômes de cette maladie commencent à paraître, il faut sur-le-champ, si la plaie n'a pas été cautérisée (sans faire attention au temps qui s'est écoulé depuis la morsure), rouvrir les cicatrices, brûler les chairs, et appliquer ensuite sur l'escharre un large vésicatoire ; puis, pour arrêter les spasmes convulsifs, faire des saignées abondantes et à ample ouverture, et laisser couler le sang jusqu'à la syncope.

Au moment des accès, les aspersions froides sur la tête, les bains, l'immersion dans l'eau froide, les frictions mercurielles, l'opium et les antispasmodiques, sont les moyens auxiliaires, dont l'emploi doit être modifié suivant les circonstances.

Je joins ici le tableau synoptique de la rage.

FIN.

TABLEAU SYNOPTIQUE DE LA RAGE.

LA RAGE

- **Est spontanée**
  - **Chez l'homme**
    - Sans cause connue.
    - Par cause accidentelle....
      - Une chaleur excessive.
      - Un froid considérable.
      - Une marche forcée.
      - L'eau froide sur le corps en sueur.
    - Par affection morale.......
      - La peur.
      - La colère.
    - Avec d'autres maladies...
      - Inflammation de l'estomac.
      - Fièvre maligne.
      - Accès hystériques.
      - Esquinancie, etc.
  - **Chez** — Le chien. Le loup. Le renard. Le chat.
    - Par les causes suivantes..
      - La grande chaleur.
      - Le grand froid.
      - Le défaut de nourriture.
      - La privation d'eau.
      - Des courses trop prolongées.
      - L'excitation répétée du coït.
      - La présence de vers dans certains viscères.
- **Est communiquée.**
  - **D'animal à animal.....**
    - Par — Le chien. Le loup. Le renard. Le chat.
      - Au cheval.
      - A l'âne.
      - Au mulet.
      - Au bœuf.
      - Au cochon.
      - Au singe.
      - Et à tous les animaux.
  - **De l'animal à l'homme...**
    - Par les causes suivantes..
      - La morsure la plus légère.
      - Une plaie faite par un instrument qui a touché la salive d'un animal enragé.
      - L'écume sur — la peau excoriée, les lèvres, la langue.
      - Un baiser donné à un chien enragé.
  - **De l'homme à l'homme...**
    - Par les circonstances suivantes...
      - Le baiser.
      - La morsure.
      - La salive sur la peau excoriée.
      - L'homme lui-même qui, dans un moment de colère, se mord.
- **N'est pas communiquée ....**
  - **Par.............**
    - L'épaisseur — des habits chez l'homme. des toisons chez les animaux.
    - La transpiration.
    - Le lait.
    - L'haleine.
    - La chair des animaux.
  - **Dans certains pays.....**
    - L'Amérique méridionale.
    - L'Egypte, la Syrie.
  - **Par une disposition intérieure.**
    - Défaut de sensibilité.
    - Energie moindre des absorbans.